名中医教你

调体质补气血养五脏

卫彦 主编

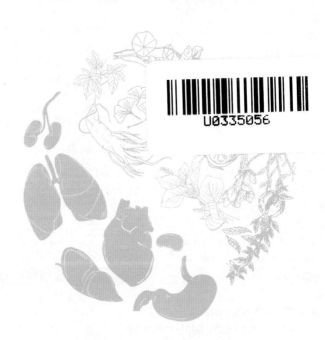

U0335056

吉林科学技术出版社

图书在版编目（CIP）数据

名中医教你调体质补气血养五脏 / 卫彦主编.
长春：吉林科学技术出版社，2024. 8. -- ISBN 978-7
-5744-1798-4

Ⅰ. R212

中国国家版本馆CIP数据核字第2024245U3C号

名中医教你调体质补气血养五脏

MINGZHONGYI JIAO NI TIAO TIZHI BU QIXUE YANG WUZANG

主　编　卫　彦
出版人　宛　霞
策划编辑　李思言
全案策划　吕玉萍
责任编辑　董萍萍
封面设计　李东杰
幅面尺寸　160 mm × 230 mm
字　　数　88千字
印　　张　10
印　　数　1～20 000册
版　　次　2024年10月第1版
印　　次　2024年10月第1次印刷
出　　版　吉林科学技术出版社
发　　行　吉林科学技术出版社
地　　址　长春市福祉大路5788号龙腾国际大厦A座
邮　　编　130118
发行部电话/传真　0431-81629398　81629530　81629531
　　　　　　　　　81629532　81629533　81629534
储运部电话　0431-86059116
编辑部电话　0431-81629517
印　　刷　德富泰（唐山）印务有限公司
书　　号　ISBN 978-7-5744-1798-4
定　　价　59.00元

如有印装质量问题　可寄出版社调换
版权所有　翻印必究　举报电话：0431-81629508

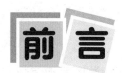

前言

　　从中医的角度来说，人体健康和体质、气血、五脏之间有着密切关系。体质决定着一个人对疾病的易感性，也影响着疾病的进程与恢复。气血为人体生命活动之根本，也是脏腑组织进行正常生理活动的能量来源。五脏主宰着人体的各项生理功能，与气血的生成和运行密切相关。

　　日常生活中，人们常常由于各种原因，如饮食不规律、过食生冷寒凉、生活节奏快、工作压力大、情绪波动大等，导致体质变得虚弱，气血亏虚，脏腑功能失调。这些现象不但会影响人们的生活质量，也会给身体健康带来潜在威胁。所以，了解体质调养之道，进行补气养血、调和五脏，对人体健康来说至关重要。

　　本书基于我多年的临床经验，从体质调理、补气养血、调和五脏三个方面出发，详尽介绍了各种调理身体的方法，其中包括饮食调理、运动健身、情志调节、药膳食疗等日常生活调养方式，也包括中药贴敷、经典方剂、针灸推拿等传统中医疗法。

　　在体质调理方面，介绍了如何分辨七种体质，以及针对不同体质的调理方法；在气血调理方面，介绍了气血亏虚的原因，以及可能诱发的疾病，同时推荐了一些常见的补气养血之法；在五脏调理方面，介绍了五脏的功能以及它们之间的关系，并且讲解了如何调和五脏。

此外，针对现代生活中常见的因气血亏虚而引发的疾病，如慢性肾病、脾胃病、便秘、前列腺增生、乳腺增生等，提供了有针对性的结合中医理论和现代医学知识的调理方案，为读者提供了实用的健康指导。

本书旨在帮助读者更好地了解自己的身体情况，同时掌握基本的关于体质调理、补气养血、调和五脏的知识和方法。衷心希望读者可以通过阅读本书，对自己的身体状况有更深刻、全面的认识，把健康掌握在自己手中。

保持身体健康并不是一蹴而就、一劳永逸的，需要我们长期的关注和调理才能得到更好的结果。让我们从今天开始，养成良好的生活习惯，合理调整饮食结构，保持适度的运动和休息，同时保持积极的心态。只有这样，我们才能真正地拥有健康，享受美好生活。

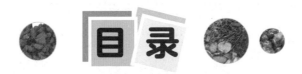

目录

第一篇　调体质

第1章　中医养生不只在于防病，还在于调阴阳

阴阳学说在中医中的应用 …………………………………………… 2

如何判断体质偏阴或偏阳 …………………………………………… 6

认识食物中的阴阳寒热属性 ………………………………………… 9

第2章　调好体质，对症养生才能更健康

气郁体质 ……………………………………………………………… 14

气虚体质 ……………………………………………………………… 19

血瘀体质 ……………………………………………………………… 26

阳虚体质 ……………………………………………………………… 32

阴虚体质 ……………………………………………………………… 37

湿热体质 ·· 40

痰湿体质 ·· 44

第二篇 补气血

第3章 气血不足，调理有方

你知道什么是气血吗 ······································ 49

气血不足、不顺的征兆有哪些 ····························· 52

这些坏习惯，让你的气血越来越差 ························· 55

药食同源，吃出好气色 ···································· 61

第三篇 养五脏

第4章 五脏调和百病消

心为"君主之官"，总管五脏六腑 ························· 67

肝为"将军之官"，主导气血运行 ························· 71

脾为"仓廪之官"，气血生成要靠它 ······················ 76

肺为"相傅之官"，反映全身健康状况 ····················· 80

肾为"作强之官"，精气神好坏都由它做主 ················· 83

第5章　心主血，养心就是养精神

你能读懂心脏的求救信号吗? ………………………… 88

红色食物能养心护心 ………………………………… 91

苦味食物能泻火清心 ………………………………… 95

五款养心安神的食疗方 ……………………………… 98

第6章　肝藏血，养肝就是气血通

这些肝脏的求救信号你知道吗 ……………………… 102

丑时熟睡最养肝 …………………………………… 105

青色食物疏肝气、养肝血 …………………………… 107

酸味食物能收敛肝气 ………………………………… 111

第7章　脾主运化，脾不虚，病不找

长夏是养脾的好时节 ………………………………… 114

黄色食物入脾养脾胃 ………………………………… 117

甘味食物能助脾运化 ………………………………… 120

细嚼慢咽，让脾胃工作更轻松 ……………………… 123

第8章　肺主气，补肺清肺要区分

养肺要避免的生活方式 ……………………………………… 125

秋季养肺事半功倍 …………………………………………… 128

白色食物入肺补肺 …………………………………………… 130

辛味食物能宣肺气 …………………………………………… 134

滋阴润肺小茶方 ……………………………………………… 136

第9章　肾藏精，养肾就是养命

养肾要避免的生活方式 ……………………………………… 139

冬季是养肾的好时节 ………………………………………… 142

黑色食物养肾护肾 …………………………………………… 146

养肾最宜吃的8种食物 ……………………………………… 149

第一篇

调体质

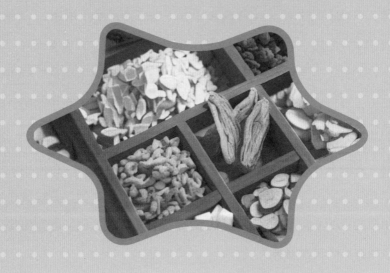

第1章　中医养生不只在于防病，还在于调阴阳

阴阳学说在中医中的应用

　　阴阳是人体生命之源，中医阴阳学说历史悠久，早在《黄帝内经》中就有记载："夫自古通天者，生之本，本于阴阳。天地之间，六合之内，其气九州、九窍、五藏、十二节，皆通乎天气。其生五，其气三。数犯此者，则邪气伤人，此寿命之本也。"意思就是说，自古以来，人与自然界息息相关，生命之根本在于阴阳之间的相互作用。天地之间，宇宙之内，包括九州、人体的九窍、五脏、十二节等，都和自然之气（天气）相通相应。天之阴阳化生地之五行，阴阳五行之气又依盛衰消长而分为三阴三阳。若经常违背阴阳五行的变化规律，邪气就会伤及人体。因此，阴阳五行变化是影响寿命的根本因素。

直至今日，阴阳学说仍然在中医上有着广泛应用，它是中医理论体系的重要组成部分，用来说明人体的组织结构、生理功能和疾病发生规律，并作为临床诊断与治疗的指导依据。以下是阴阳学说在中医中的具体应用。

一、解释人体的生理功能与病理变化

第一，人体正常的生命活动是阴阳平衡的结果。以脏器功能活动为例，脏器组织属阴，生理活动属阳，二者互相依存。生理活动以脏器的物质代谢为基础，同时又不断促进物质的新陈代谢。人体阴阳如果不能相互依存和作用，生理活动就会停止，生命就会终结。

第二，阴阳学说也可以解释人体的病理变化。从中医的角度上说，疾病是人体局部或全身阴阳平衡被打破而导致的。比如，当自然界有邪气侵袭人体时，正气与邪气抗争，正邪之气相争的过程就是疾病发展变化的过程。如果正气战胜邪气，则疾病逐渐痊愈；如果邪气战胜正气，则疾病进一步恶化。

可见，调节人体阴阳平衡是治疗疾病的基本原则之一。

二、指导疾病的诊断

阴阳学说在中医诊断中有着至关重要的作用。疾病的表证、热证、实证属阳，里证、寒证、虚证属阴，由此即可初步辨别疾病性质。脏腑辨证中有阴盛、阳盛、阴虚、阳虚之分，通过辨别脏腑病变之阴阳属性，能进一步确定疾病的部位与性质。

"望、闻、问、切"四诊收集到的症状与体征都能通过阴阳进行分析。例如，望诊，色泽鲜明者属阳，晦暗者属阴；切诊，脉象浮、数、洪、滑等属阳，沉、迟、细、涩等属阴。这些分析能帮助医生进一步了解病情，确定疾病的性质与部位。

三、指导疾病的治疗

阴阳学说认为，疾病的发生是阴阳失调所致，所以治疗的基本原则就是调整阴阳平衡。阴阳偏盛的疾病，治疗时可采用"泻其有余"的原则，意思就是祛除多余的阴阳；而阴阳偏衰的疾病，治疗时可以采用"补其不足"的原则，意思就是补足阴阳。

阴阳学说还可用来归纳药物性能。例如，阳性药物有温热、发散、兴奋等作用，可用来治疗阴性疾病，如寒证、虚证等；阴性药物有寒凉、收敛、抑制等作用，可用来治疗阳性疾病，如热证、实证等。

此外，阴阳学说在针刺治疗中也有着十分重要的作用。针刺治疗通过刺激人体穴位来调节气血运行与阴阳平衡，以达到治疗疾病的目的。在针刺治疗的过程中，医生会根据疾病的阴阳属性选择相应的穴位进行针刺，以达到最佳的治疗效果。

四、评估疾病预后

阴阳学说也可以用来评估疾病的预后。在中医学中，通过辨别疾病的阴阳属性，可以预测疾病的转归和预后。一般来说，阳性疾病病程较短，病情较轻，预后较好；而阴性疾病病程较长，病情较重，预后较差。

此外，根据阴阳学说，人体的正气与邪气之间的斗争也会影响疾病的预后。如果正气充足，能够战胜邪气，疾病就会逐渐痊愈；如果正气不足，不能战胜邪气，疾病则会进一步恶化。因此，在治疗疾病时，医生不仅要针对疾病的阴阳属性进行治疗，还要注重提高人体的正气，以增强人体的抵抗力。

五、指导预防保健

首先，阴阳学说强调要保持人体阴阳的平衡，避免阴阳失调导致疾病的发生。例如，在日常生活中，要注意饮食有节、起居有常、顺应自然等，避免过度劳累、过度消耗等导致阴阳失衡的行为。

其次，阴阳学说还可以用来指导养生。根据阴阳学说，春夏养阳、秋冬养阴，因此可以根据季节的变化调整养生方法。例如，在春夏季节，可以采用一些温热性的食物和药物来养护阳气；在秋冬季节，可以采用一些寒凉性的食物和药物来养护阴气。

再次，阴阳学说还可以用来指导精神调养。根据阴阳学说，人体的阴阳平衡与精神状态密切相关。因此，要保持心情平和、愉悦，避免过度焦虑、抑郁等导致阴阳失衡的情绪。

最后，阴阳学说在指导预防保健方面具有重要的作用，可以帮助人们保持身体健康、预防疾病的发生。通过调整生活方式、饮食习惯、精神状态等方面，保持人体阴阳的平衡，从而达到预防保健的目的。

总之，阴阳学说在中医上的应用非常广泛，它不仅是中医理论体系的重要组成部分，也是中医临床实践的重要指导思想。通过对阴阳学说的应用，中医可以更好地解释人体的生理功能和病理变化；帮助医生进行疾病的诊断，确定疾病的性质和部位；指导疾病的治疗同时，阴阳学说可以帮助医生选择适当的药物和针灸疗法；预测和评估疾病的转归和预后，帮助医生辨别疾病的阴阳属性，以达到最佳的治疗效果；指导养生和预防保健工作，为人们的健康提供有力的保障。

如何判断体质偏阴或偏阳

　　中医体质学基于阴阳学说解释体质的形成、特征与类型，说明体质和疾病的关系，指导疾病的诊治。先天禀赋是体质形成的基础，父母体内阴阳之偏颇与功能差异会让后代产生同样的倾向性。人体上下、内外、表里、前后，以及脏腑功能都能通过阴阳学说进行分析。《黄帝内经·素问·宝命全形论篇》中有云，"人生有形，不离阴阳"。人体是个有机整体，充满着阴阳对立互根的关系，阴阳互根，是指阴阳对立的两个方面具有互相依存、互相为用的联系。而体质的差异性其实就是气血阴阳的偏颇和功能活动的差异。

　　正常生理条件下，每个人都存在着或多或少的阴阳偏颇，这就导致不同个体间的生命活动表现形式上，会出现某种倾向性和属性上偏阴偏阳的差异性，从而决定着多种类型的体质。《黄帝内经·灵枢·通天》有体质阴阳五分法，根据体质阴阳之气的多少将其分为太阴、少阴、太阳、少阳、阴阳平和五种类型，因个体阴阳差异，导致个体形态结构、功能活动等生理特征、行为、性格、气质有所差异。《黄帝内经·灵枢·行针》有体质阴阳四分法，该方法根据患者阴阳的偏盛偏衰，把体质分成重阳、重阳有阴、阴多阳少、阴阳和调四种类型。理想的体质是阴阳平和体质。

　　阴性体质者安静、声小、喜暖怕冷，阳性体质者活泼开朗、喜冷喜寒。阴阳体质学说认为，阳在外，活跃上升，完成人体各组织器官活动功能；阴在内，静止下降，为身体源源不断储备能量，并提供能量支持。

男为阳、女为阴；外为阳、内为阴；背为阳、腹为阴；头部为阳、足部为阴；体表为阳、内脏为阴；皮肤为阳、肌肉筋骨为阴。阴阳平衡为人体之最佳状态，而一旦阴阳偏颇则容易引发疾病。

阴阳体质养生，最先要做的就是辨明阴阳，查清盈亏，然后调和阴阳。例如，同样是献血，有的人献完之后像没事人一样，和平常没什么两样；而有的人则像被抽走了一大部分精力似的，一整天都睡意朦胧。这就是体质的不同，阳性体质者原本血就热，春夏季又是阳气旺的时候，所以抽出一点血液正好可以减轻身体的负担；阴性体质的人本身阳气就不足，失血后又没注意补充阳气，就很容易造成四肢无力，总想睡觉。再比如，同是胃病，如果是阴性体质者受寒着凉，或吃了大量的生冷食物就会引起胃痛，发病会很突然，而且喜欢吃一些可以暖胃的饮食，身体怕冷，舌苔色白，这就是我们常说的胃受寒，治疗时应该用温胃散寒的药物；如果是阳性体质者，则常有特别烧心的感觉，胃里就像是有一团火在烧，心情也莫名其妙烦躁，同时有烧灼感，就是胃热，这时就要尽量多吃些清火散热的东西。

所以，养生必须先了解自己的体质。如何判断自己的体质偏阴还是偏阳？可以通过下面这组简单的小测验进行判断。

一、阴性体质

1.畏寒怕冷，喜暖喜热；

2.皮肤较白皙，或略显苍白；

3.说话慢条斯理，声音小且嘶哑；

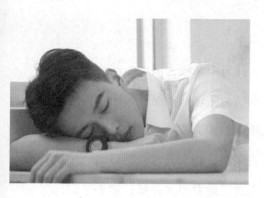

4. 尿液颜色浅而透明；

5. 四肢不温，早晨起来容易犯困；

6. 体型肥胖，或是细瘦高挑；

7. 身体僵硬、缺乏柔韧性；

8. 性情温和，不爱说话；

9. 行动缓慢，不爱活动；

10. 不爱饮水，或只爱喝热水；

11. 运动时不流汗，或少流汗；

12. 肌肉松弛、虚胖；

13. 体温较低，喜欢洗热水澡；

14. 感冒时很少出现发热、疼痛症状；

15. 头发很多，一上年纪头发就会变白。

二、阳性体质

1. 喜冷喜寒，不耐暑热；

2. 皮肤颜色发红，或为褐色；

3. 语速较快，声音洪亮且富有激情；

4. 尿液颜色深而赤黄；

5. 目赤，发热，容易失眠；

6. 身高较矮，肌肉结实；

7. 身体柔软，屈曲性佳；

8. 活泼乐观，易躁易怒；

9. 快而矫健，喜爱运动；

10. 喜爱喝水，爱喝绿茶；

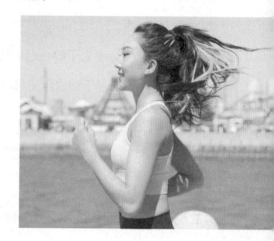

11. 容易发热流汗，体味较重；

12. 肌肉较多，胖而且结实；

13. 体温较高，喜欢洗温水澡；

14. 一旦感冒就会发热，全身关节疼痛；

15. 头发较少，一上年纪就会脱发。

说明：以上阴性体质和阳性体质的特征各 15 个，看看自己符合哪类体质的特征更多；哪类吻合得较多，就属于哪类体质；如果各占一半，就是介于两类体质之间的平和体质。

认识食物中的阴阳寒热属性

辨证施治是中医最具特色的原则之一，其中食疗方面，讲究的是辨证施"食"。食物有阴、阳、寒、热的属性，不同体质、不同病证的人群，选择食物品种时，如果可以先了解食物的属性，就能更好地调理身体，增强体质，促进疾病康复。

一、食物也分阴阳

中医食疗学把食物分阴阳，主要是为了指导临床。属阴的食物通常性寒、性凉，味道偏苦，药性向下，可以让体内的阳气下降，因此，在人体阳气过盛、内火太大时，可以通过食用属阴食物来减弱体内阳气，进而达到阴阳平衡。属阳的食物通常性温、性热，味辛气清，药性向上，可以让体内的阳气上升，因此，在人体阴气过盛、内寒过大时，可以通过食用属阳食物来提升体内阳气，温经散寒。

以下是辨明食物阴阳属性的方法：

1. 从味道上辨别：从食物味道上辨别食物的阴阳属性，重点要注意苦味、辛味、咸味。通常来说，咸味的鱼类、蛤类、海藻类偏属阴性食物（部分海杂鱼除外）；苦味、辛味的韭菜、生姜、大蒜、大葱、猪肝等属阳性食物。

2. 从部位上辨别：通常来说，根与茎叶相比属阳，茎叶与根相比属阴。如洋葱、红薯、藕、土豆等根菜和叶菜相比较属阳；白菜、油菜、油麦菜等叶菜和含水分较多的冬瓜、丝瓜、西红柿等果菜与根菜相比属阴。这里有一些特例，如萝卜，虽然是根菜，但因为含水分较高，其性属阴；卷心菜由于靠近根部，水分较少，在叶菜里其性属阳。

3. 从位置上辨别：温暖地区、陆地上、塑料大棚中生产的食物与这些场所之外的食物相比属阴，反之，这些场所之外生产的食物属阳。如土豆、大豆等生长于寒冷之处，与香蕉、西瓜等生长于温暖之处的食物相比，属阳性。

4. 从盛产期上辨别：如盛产于夏季的西瓜应属阴性。

二、食物也分寒热

我们通常认为，食物具有寒、热、温、凉四种不同的属性。其中寒与凉、热与温有其共性，只是程度上不同。阴虚内热者，平时易上火、急躁易怒、大便干结、口腔溃疡，甚至流鼻血、便血等，中医会对症开一些调理体质的中药方。同时嘱咐患者配合食疗方，选择一些有清热养阴功效的食物，如莲藕、茭白、黄瓜、莲子、百合等，以缓解不适。

以下是一些常见食物的寒热属性，仅供参考：

1. 寒凉食物

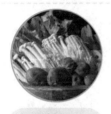

苦瓜、冬瓜、西红柿、海带、草菇等。

蔬菜菌藻类

桑葚、香蕉、柚子、猕猴桃、西瓜等。

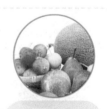

水果类

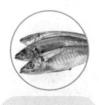

甲鱼、黑鱼、鳗鱼等。

鱼类

调味品类

酱油、食盐、白矾等。

2. 温热食物

蔬菜菌藻类

芹菜、小白菜、西葫芦、芋头等。

樱桃、石榴、荔枝、木瓜等。

水果类

鱼类

鳝鱼、带鱼、草鱼等。

胡椒、肉桂等。

调味品类

3. 平性食物

蔬菜菌藻类

山药、土豆、红薯、香菇等。

苹果、菠萝、葡萄等。

水果类

鱼肉类

秋刀鱼、雀巢鱼等。

白糖、冰糖、蜂蜜等。

调味品类

　　中国人非常注重烹饪过程中的食材搭配，然而在烹饪过程中加入的各种调料和经过的工序也可能会导致食物的寒热属性发生变化。因此，通过食疗调理身体时，应当尽量采用简单的烹饪手段，如蒸、煮和炖，减少油炸、炒等烹饪方式。同时，在添加调味料时，也应该注意了解其寒热属性，以免影响食疗效果。

第2章 调好体质，对症养生才能更健康

气郁体质

人体之气是生命运动的根本和动力，除与先天禀赋、后天环境、饮食营养相关以外，还与肾、脾、胃、肺的生理功能密切相关。所以机体的各种生理活动，实质上都是气在人体内运动的具体体现。当气不能外达而结聚于内时，便形成"气郁"。

中医认为，气郁多由忧郁烦闷、心情不畅所致。长期气郁会导致血液循环不畅，严重影响身体健康。

【1分钟判断气郁体质】

气郁体质主要表现为"善太息"（即叹长气、叹息），经常通过叹气来舒展气机（人体内气的运动，泛指功能活动，用以概括各脏腑器官的生理性或病理性活动）。《红楼梦》中的林妹妹，就是典型的

气郁体质的代表。

气郁体质者通常偏瘦。面色苍暗或萎黄，没有光泽，表情经常是郁闷、不开心的。如果郁结得厉害，面色会呈现青黄色。

气郁体质者舌淡红，苔白，脉弦（中医的一种脉象）。因为气滞，粪便在肠道内停留的时间较长，大便中的水分被吸收，所以便质一般比较干燥。

气郁体质者平素性情急躁易怒，易于激动，或忧郁寡欢，胸闷不舒。性格主要有以下两种情况：一种是内向的同时，情绪平稳，话不多，反应不激烈，给人的感觉是温和木讷；另一种是表面上话少，心里却比谁都清楚，高度敏感又高度内向，让气郁体质者感到十分痛苦。

白天卫气行在人体的阳分里，晚上则行到阴分里，就是行于阴经。阳气只要一入阴经，人就想睡觉。阴分养足了，人体第二天才能有充足的阳气。而气郁体质者由于阴阳之气运行不利，出阳入阴皆不顺，所以睡眠质量比较差。

女性气郁体质者月经前会有明显的乳房胀痛和小腹胀痛感，严重者甚至不小心碰到这两个部位的皮肤都会觉得很疼。

【气郁体质如何形成】

1. 心情不畅：从中医的角度上说，气郁主要是忧郁烦闷、心情不舒畅导致的。

2.**幼年生活不顺**：气郁体质的形成与幼年时曾经历巨大生活打击，如父母离异、家人早亡、学业不顺等有关。在人的心理发育尚未成熟时遭受巨大痛苦和打击，很容易形成气郁体质。

3.**成年后压力大**：气郁体质和成年后生活、工作压力大也有很大关系。在市场业务人员、公司高管、家庭主妇等人群中出现这种体质者偏多。

【气郁体质易引发的疾病】

1.**抑郁症、脏躁症**：气郁体质者多数伴随抑郁症，严重者甚至患有脏躁症，比如受到精神打击以后，哭笑无常；或者突然晕倒，血压、心率、脉搏等生命体征非常正常，但就是不省人事；或者突然瘫痪，但是各项功能检查正常。

2.**失眠**：气郁体质者很容易出现失眠，治疗这类失眠要先调节体质。

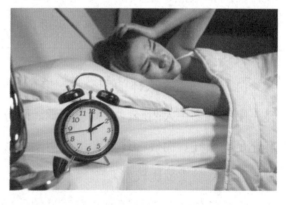

3.**慢性咽喉炎**：气郁体质者容易形成慢性咽喉炎，咽喉有异物感，而且越焦虑越想清嗓子、吐痰。

4.**身体多处胀痛**：女性气郁体质者容易患上偏头痛、胸痛、肋间神经痛，疼痛感以胀痛为主。还常见经前期紧张综合征和乳腺增生。乳腺增生者如果是气郁体质为主，表现为胀痛；如果是血瘀体质为主，则表现为固定的刺痛。血瘀体质引起的偏头痛也是偏刺痛，气郁体质引起的偏头痛则以胀痛为主。

5.**月经不调**：主要表现为月经周期紊乱，一般来说，月经量从初潮就少，多数和肾有关系；月经量多、颜色淡，和脾有关；月经周期紊乱，多数和肝有关。女性气郁体质者多数会痛经，这和血瘀体质者的痛经症状有个共同特点，月经量多后症状开始缓解，月经第一天经血量少时痛经最剧烈。

此外，气郁体质的人还容易得甲状腺功能亢进（简称甲亢）、慢性胃炎、慢性结肠炎、慢性胆囊炎、肝炎等。

【对症养生事半功倍】

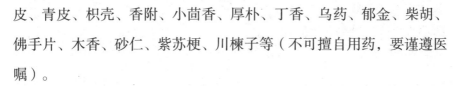

1.**少量饮酒**：气郁体质者可少量饮酒，以活动血脉，提高情绪，但是不能过度。

2.**宜多吃些行气食物**：有行气解郁功效的植物多半有浓烈的香气，如葱、姜、蒜、罗勒、紫苏、薄荷；还有花草茶，如玫瑰花、桂花、薰衣草等。适当选用行气解郁的中药改善体质，如陈皮、青皮、枳壳、香附、小茴香、厚朴、丁香、乌药、郁金、柴胡、佛手片、木香、砂仁、紫苏梗、川楝子等（不可擅自用药，要谨遵医嘱）。

气郁体质的人容易上火，因此饮食上应忌吃辛辣及忌饮咖啡、浓茶等，少吃肥甘厚味。

3．**情绪稳定、豁达开朗**：气郁体质者一般性格内向，忧思郁怒、精神苦闷。按照《黄帝内经·素问·阴阳应象大论》所说"喜胜忧"的原则，气郁体质者不妨多参加社会活动、集体文娱活动，并多结交性格活泼开朗的朋友，常看喜剧、听相声，以及富有激励意义的影视剧。多听轻快、振奋精神的音乐，以提高情志。多读一些积极乐观的书籍，以培养开朗、豁达的意识。工作中不计较得失，不患得患失，能知足常乐。

4．**经常锻炼身体**：高强度、高负荷运动是很好的发泄式锻炼，如跑步、登山、游泳、打球、武术等，可鼓动气血、疏发肝气、促进食欲、改善睡眠。有意识地学习某项技术性体育项目，定时练习，从提高技术水平上体会体育锻炼的乐趣。

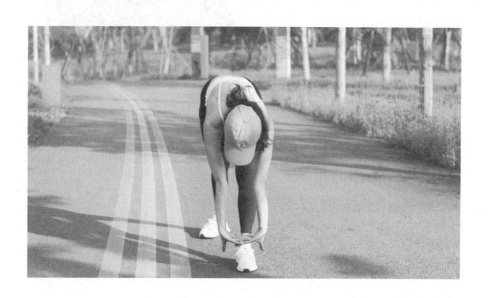

气虚体质

中医里的"气"包括元气、宗气、营气、卫气、脏腑经络之气五大类。气虚主要指元气虚弱。元气功能低下，脏腑之气也会随之低下。

气的主要特点是动，一旦气虚，气运行的速度减慢，气机就会受损，最先累及的就是脾。因为脾是人体全身气机的传输站，关系着气的上升与下降。因此，气虚体质者养生要先补脾、健脾。

【1 分钟判断气虚体质】

气虚体质者最主要的表现是脏腑功能低下，尤其是肺脏和脾脏功能相对较弱。中医上说"脾是生气之源""肺是主气之枢"，所以脾、肺功能不足，必然会导致气虚。

气虚体质者多面色萎黄，口唇色淡，主要是因为脾虚、气血化源不足所致。

气虚体质者舌头胖大无血色，细看有齿痕。另外，脾脏主要负责肌肉和四肢，脾气虚，无力升提，四肢肌肉就松软无力，因此，气虚体质者通常体型松弛、无力、不挺拔，臀部下垂，乳房下垂。

气虚者经常会感到疲倦、怠惰、无力，能躺就不坐，能坐就不站，能坐车就不走路，能走路就不跑步。说话语声低怯，呼吸轻浅。如果说话速度快或声音大，就会上气不接下气。

气虚体质者通常身体偏凉，尤其出过汗后，这种感觉会更加明显。因为气虚体质者容易自汗，即使周围气温不高，稍微一活动，也会流汗。正常的汗液是因为周围环境温度高，毛孔张开才排出来，顺便带走体温帮助人体降温。气虚体质者就不同了，本来周围环境不热，这个时候排汗无异于是在排冷汗。

【气虚体质如何形成】

1. **大病之后，元气大伤**：元气乃生命之本，元气足则身体健康，元气受损则疾病丛生，元气耗尽则人之将死，元气决定着生命的全部。大病、久病之后，元气受损，体质也会发生偏颇，逐渐进入到气虚状态。

2. **七情不畅，肝气郁结**：七情，指喜、怒、忧、思、悲、恐、惊七种情志变化。七情和脏腑功能活动之间密切相关。七情要以气血

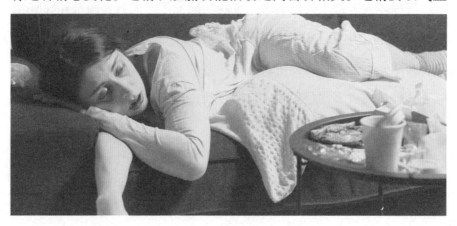

为物质基础，而气血来源于脏腑正常的生理活动，而脏腑之所以能维持正常的生理功能，又必须依赖于气之温煦（指气对机体的温暖、熏蒸作用）、推动血液对脏腑的滋养。七情分属五脏，七情之中，思与忧情感相似，可以相合；惊亦有恐惧之意，故惊可归于恐。由此七情简化为以喜、怒、思、悲、恐为代表，称为"五志"，与五脏一一对应，即心志喜，肝志怒，脾志思，肺志悲，肾志恐。正常情况下，七情只是人体对外界客观事物的正常反映，但如果在突然或强烈的情志刺激下，使七情超过正常生理活动范围，一时间无法适应，脏腑气血功能就会紊乱，进而诱发疾病。七情不畅最直接的后果就是导致气虚。

以五脏（心、肝、脾、肺、肾）中的肝为例，肝有疏泄之功能，喜舒畅而恶抑郁。如果肝失疏泄，就会导致肝气郁结，而肝木克脾土，所以"生气之源"的脾也会随之变得虚弱。

3. **用脑过度**：现代人生活节奏快，熬夜加班是常态。经常熬夜的人都有这样的感受，熬夜之后即使补充睡眠，也很容易疲倦，提不起精神。还有的学生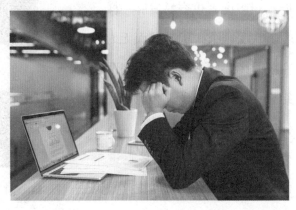因为升学压力过大，即使睡眠时间充足，上课也常常打瞌睡。这些都是用脑过度的表现。

大脑是个非常耗能且容易疲劳的器官，虽然它的重量只占人体重的 2%，但其所需血液却占心脏血液总输出量的 20%。用脑过度极易导致大脑供血不足，妨碍了脑细胞中氧和营养的及时补充，从而产生脑疲劳。脑疲劳如果不加以调节和治疗，可能引发各种躯体及心理问题。如失眠、头痛、记忆力减退、烦躁、神经衰弱、高血压、免疫力低下、内分泌紊乱等，进而促生或加重气虚体质。

4．**重体力劳动透支元气**：中医认为"劳则气耗"。因为气是一种能量，无时无刻不在发挥它的功能。在一个正常范围内利用这些能量，并用足够的物质及时去补充，转化为新的能量，那么，气损耗的速度则相对较慢。反之，如果一次耗气太多，且未及时补充，能量的耗损与供给处在不平衡状态，耗气的速度就会加快。

此外，经常服用清热解毒败火的中药，也会促生或加重气虚体质。

【气虚体质易引发的疾病】

1．**肥胖**：气虚者容易发胖，跟阳虚者也容易发胖一样。看着块头很大，但是胖而无力。主要是因为气虚通常会带来两种结果：一是缺乏营养来源，气血化源不足，整个人呈现出消瘦、面色萎黄的状态；二是吃进来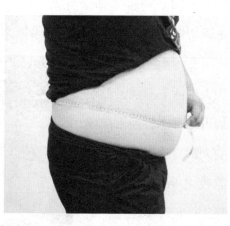的东西难以消化，加工成半成品——痰湿。身体内痰和湿这两样东西（跟湿和热一样）一结合，阻碍了内气的运行，就会引起身体气虚。痰湿停在皮下就是肥胖，堆在腹部就成为了将军肚，到肝脏就是脂肪肝，进入血液血脂会增高。

2．**内脏下垂**：气虚导致人体之气不能提升，所以会出现内脏下垂。如肾下垂、胃下垂、子宫脱垂、脱肛、重症肌无力等。

　　3.**排泄不适度**：气在人体内还有一个很重要的作用，即固摄把门、控制进出，"进"是指营养的吸收，"出"是指分泌物的排泄。汗液、大便、小便、月经、白带、五官

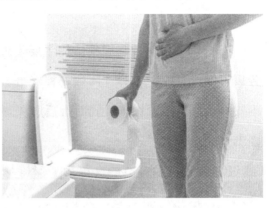

分泌物等都属于"出"的范畴，分泌排泄太多会导致人体精华外泄，时间久了，人就会变得虚弱，形成气虚体质。气虚体质者由于"出"的"门"总是关不紧，就会出现自汗、尿多、便溏且排便次数增多、崩漏、白带增多等疾病。分泌排泄太少容易导致人体废物积滞，形成积食、宿便、湿热、火毒、痰湿、瘀血。该出的东西出不来，比如便秘、尿少尿黄，导致体内毒素淤积，就会在皮肤上反映出来；无尿引发尿毒症；不排汗人就会烦躁，散热差还会诱发肥胖；闭经会影响正常受孕，还会诱发肥胖或影响女性第二性征。

　　4.**慢性盆腔炎**：气虚体质的女性身上有炎症时，容易转成慢性疾病，最典型的就是慢性盆腔炎。

　　5.**卒中**：中医学认为，气虚卫表不固、年老气虚、气虚血瘀都容易导致卒中。

　　6.**便秘**：气虚体质者肠道蠕动无力，容易便秘。出现便秘，先分析自己的饮食结构是否合理，是膳食纤维摄入不足，还是运动量少，亦或是精神紧张。千万不要急着用泻药，因为通过药物通便，容

易伤元气，气虚缺乏动力，排便就会更困难，久而久之形成习惯性便秘。

7. **胃口不好**：这是脾气虚的主要表现，脾气虚者由于饮食不节，劳累过度，久病耗伤脾气所致。脾气虚者常脘腹胀满，食后为甚，口不知味，甚至不思饮食，同时饭后腹胀显著，容易疲乏无力，这是脾虚难化的主要表现。

8. **经量减少**：有的女孩为了保持身材长期节食，导致摄入营养量不足，运化功能失调，久而久之形成气虚，常引起月经量明显减少，颜色淡，甚至闭经。

【对症养生事半功倍】

1. **饮食均衡，适当进补**：气虚体质的人应多吃些具有补气作用的食物、性平味甘或甘温的食物，宜吃营养丰富、容易消化的平补食物。比如，经常性的周身乏力、腰酸，是肾气虚的表现，可常食山药、栗子、海参。常有气短、大便稀、食欲不振者，是脾气虚的表

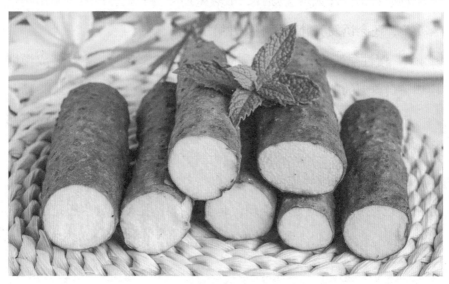

现，可以选择山药、牛肉等。

忌食破气、耗气食物，忌食生冷、寒凉食物，忌食油腻、辛辣食物。具体来说，应忌食山楂、大蒜、槟榔、萝卜叶、香菜、大头菜、胡椒等。此外，最重要的一点，感冒时或身体有发炎症状时，切忌进补。身体受凉、受风寒时，要将病邪驱出体外，进补后，反将寒气闷在体内，以致形成其他病变。中药治感冒以发汗、解肌等法以治本，就是这个道理。

2. **减少思虑，稳定情绪**：从中医的角度上说，忧、思、恼、怒等情志都会伤脾，其中思的影响最大，"思则气结"。日常生活中，一定要学会调节自己的情志，减少思虑，要知道人生没有一帆风顺，过度思虑只会伤害身体，影响原本计划好的工作和生活。除了自我开解，还可以找朋友多聊聊天，在畅谈中敞开心扉，解除思虑。

3. **避寒就温，避免过劳**：气虚体质者适应寒暑变化的能力较差，冬季经常手脚冰凉，易感冒，所以要注意避寒就温。可以适当练

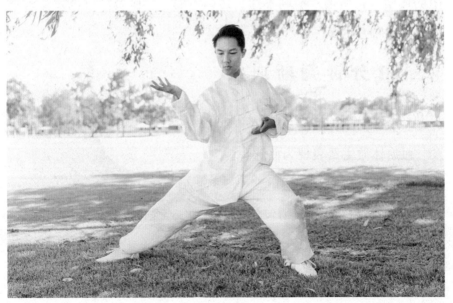

些柔中含刚、以内养为主的传统武术，如太极拳、太极剑、八段锦、五禽戏、形意拳等，有利于养气、补气，改善体质。

气虚体质者气本不足，所以要注意做到"形劳而不倦"，锻炼强度要适中，最好是低强度多次数的运动方式，循序渐进，持之以恒。此外，汗多则易发散，容易耗气，所以气虚体质者运动时切忌大汗淋漓。

气虚体质者卫阳不足，容易感受外邪，所以要做好保暖，不要劳作后汗出当风，防止外邪侵袭。

血瘀体质

血瘀体质是指人体内血液运行不畅或内出血不能消散而成瘀血内阻的体质，正所谓"痛则不通，通则不痛"，血瘀体质诱发的疾病主要以疼痛为症状。

【1分钟判断血瘀体质】

血瘀体质主要表现为血脉不畅通，瘀在哪里，哪里就会暗青、干燥痛痒、有肿物包块，相应的功能也会受影响。

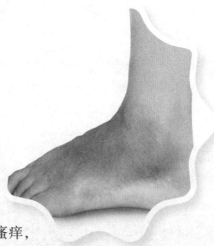

血瘀体质者皮肤干燥，容易瘙痒，

这是血脉不通所致。

血瘀体质者容易形成色素沉积，易长斑，很难见到清爽的面容。

【血瘀体质如何形成】

1. **先天禀赋**：先天因素是血瘀体质产生的重要原因。正所谓"肝脏主疏泄，性喜条达"。"疏泄"即疏通、疏利、宣泄，肝脏如同一名交警，指挥交通。"条达"形容树木在天地自然间没有拘束地蓬勃生长。肝"性喜条达"是指肝之气机性喜舒展、条畅、畅达。

2. **伤肝**：肝在五行中属木，藏血，肝气瘀滞，久而久之就会形成血瘀体质。伤肝最常见的原因是七情长期不调，如抑郁、压抑，长期得不到舒展。

3. **严重的创伤**：中国有句俗话"伤筋动骨一百天"，受到外界创伤，体内仍然可能残留瘀血，所以，严重外伤后，常常不是这儿痛就是那儿痛，就是这个原因。

4. **长期慢性病缠身、久治不愈**："药罐子"也容易形成血瘀体质。一是"久病入络"。瘀血病理变化的纵深发展途径之一就是专门往血络、微循环发展，久而久之落下病根。所以中医在治疗似乎和循环关系不大的很多慢性病时，也会用到活血化瘀药，目的就是调理体质。二是长期服药。"是药三分毒"，长期服药会加重肝脏负担，甚至直接损伤肝脏，肝脏长期受累，气血也会受影响。

5. **寒冷的环境**：长期工作和生活的环境也会影响人的体质。如，长期在寒冷的环境中工作，由于血脉遇温则行，遇寒则凝，容易形成血瘀体质。

【血瘀体质易引发的疾病】

1. **肥胖并发症**：肥胖并发高血压、肥胖并发冠心病和各种心脑血管疾病、肥胖并发糖尿病和高脂血症、肥胖并发肺功能不全、肥胖并发脂肪肝以及肥胖并发生殖－性功能不全等。肥胖者同时是血瘀体质者，并发症的出现就会比较早。

2. **消瘦**：瘀血不去、新血不生，营养在最细的脉络处被堵塞，难以吸收，所以怎么吃都不胖。血瘀体质的瘦弱者增重，一定要活血化瘀，除了用丹参、当归等常见化瘀药，还需用一些虫类活血化瘀药，如《金匮要略》中记载的大黄䗪（zhè）虫丸，能改善严重的血瘀体质引起的瘦弱。

3. **黄褐斑**：气滞血瘀是导致黄褐斑的一种因素。气滞血瘀型黄褐斑主要是因为患者肝气郁结、肝失疏泄，导致气血运行不畅等。肝气犯脾、脾失健运、气血生化乏源，无法濡养肌肤，进而产生黄褐斑。中医在治疗时常以疏肝健脾、行气活血为主。

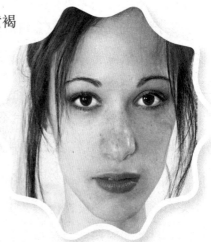

4. **肿瘤**：血瘀体质与肿瘤的发病也有一定的关系，临床证实，当血瘀体质与阴虚体质相互兼夹时较易患肿瘤，女性患者尤多。

5. **月经不调、经前期紧张综合征**：血瘀体质容易引发女性月经不调，症状以血块多、色暗、月经量少为主。

6. **抑郁症**：很多体质偏颇者都容易患抑郁症，如气虚体质者、阳虚体质者、血瘀体质者。其中，血瘀体质者的主要特点为血行迟缓不畅，主要由情绪意志长期抑郁所致。

7. 偏头痛、肋肋间神经痛： 血瘀体质容易出现疼痛症状，主要是刺痛类疼痛，位置固定、活动后会减轻、越不动越痛，遇寒吹风或情志不畅时发作或加重，且容易转化成慢性。药物治疗效果稍差，因为细小血络不畅，导

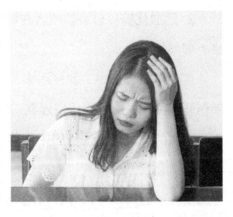

致药力难达病所。女性血瘀体质者在月经前、气温下降、七情不和时，易患偏头痛。

肋肋间神经痛的主要表现是胁肋部一侧或两侧疼痛。肝居胁下，其经脉布于两胁，胆附于肝，其脉亦循于胁，所以，胁痛多和肝胆疾病相关。凡情志抑郁、肝气郁结，或过食肥甘，嗜酒无度，或久病体虚，忧思劳倦，或外伤等，都容易导致胁痛。中医临床证实，血瘀体质者多胁肋部刺痛，固定不移，日轻夜重，痛处拒按，或胁下有痞块。舌质紫暗或有瘀点瘀斑，脉涩。

【对症养生事半功倍】

1. **精神情志调养：** 血瘀体质的养生重点在于精神情志调养。如果兴趣、爱好比较广泛，如集邮、垂钓、绘画、弹琴等，沉浸在自己感兴趣的事情中，往往能聚精会神、平心静气。这些静养心神的方法以静为主，所以最好再配合舒展肝气、促进循环的形体运动，如唱歌、跳舞、瑜伽、散步、慢跑、爬山等。中老年血瘀体质明显者不宜参加

剧烈的、竞技的、无氧的运动。多结交性格开朗的朋友，一起说笑、结伴锻炼、游玩，胜过吃逍遥丸、血府逐瘀汤。

2. 活血化瘀：血瘀体质者在调理肝脏的同时，不妨用一些活血化瘀、理气的药物。

血瘀体质人群中，女性居多，主要是因为女性情感细腻，容易抑郁伤肝。可在医嘱下服用逍遥丸、柴胡疏肝散等。

活血的同时，可适当服用当归，补血又活血。清代名医王清任创制了活血化瘀系列方剂：血府逐瘀汤、身痛逐瘀汤、少腹逐瘀汤、膈下逐瘀汤、通窍活血汤等，沿用至今，不过要在医生的指导下服药，毕竟"是药三分毒"。

血瘀体质者还可适当补血养阴，因为血瘀到一定程度会形成干血，平时可适当服食少量的阿胶、熟地、白芍、麦冬等养阴滋润。血瘀体质比较严重，导致形体消瘦、皮

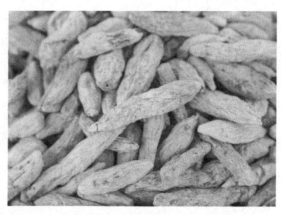

肤干燥、闭经、脱发时，可服用大黄䗪虫丸，但要注意在医生的指导下使用。

3. 适当吃温热化瘀食物

水果类：山楂可调养血瘀体质、肥胖兼夹瘀血、慢性心脑血管疾病等；金橘虽然没有活血作用，但理气作用好。

蔬菜类：性温活血的蔬菜有韭菜、洋葱等，适合血瘀体质或阳虚兼夹血瘀体质者食用。

菇类：养肝护肝，防癌抗癌，所以适合血瘀体质。

水产类：海参能够补肾益精，适合血瘀体质及形体干枯、皮肤干燥者。

红糖、糯米甜酒、红葡萄酒：适合女性血瘀体质者的调养，特别是产后（葡萄酒等酒类除外）、痛经、经血暗黑、月经血块多、月经后期等情况下服用最佳。

醋：能软化血管，适合中老年人血瘀体质者服用。

花茶：玫瑰花、茉莉花泡茶喝，均能疏肝理气、活血化瘀。

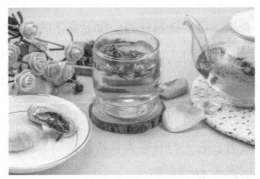

4.**多动少坐**：现代许多人以伏案工作为主，长期弯腰驼背地坐在工位上，肯定会影响心肺功能。心为君主之官，肺为相辅之官，体内的君主和宰相总受影响，整个身体能好吗？在工位上坐 40 分钟左右要起身活动一下，能唤起心肺功能，有助于消散瘀血。

5.**针灸推拿**：改善血瘀体质，常用穴位有神阙、肝俞、太冲、三阴交、委中、曲池，除了放血，其他方法都能考虑，根据医嘱选择。

血瘀引发的妇科月经方面问题，常用穴位有太冲、五枢、维道、血海、三阴交、合谷等穴位。

血瘀引发的心胸肝胆慢性病，常用穴位有肝俞、内关、期门、日月、曲泉等穴位。

阳虚体质

《黄帝内经·素问》有云，"阳者卫外而为固也"。指的是人体有抵御外邪的能力，这种能力即阳气。中医又称其"卫阳""卫气"。卫即卫兵、保卫之意。阳气可比喻成人体之卫兵，分布于肌肤表层，负责抵制外邪，保卫身体的安全。

古人将人体之阳气比作太阳，天空如果没有太阳，大地就会晦暗不明，万物无法生长。可见天地之运行必须有太阳，人体之阳气只有调和才能巩固其防护功能，防止病邪入侵。《黄帝内经》上说，"阳气者，若天与日，失其所，则折寿而不彰"。因此，养护阳气乃养生治病之本。

【1分钟判断阳虚体质】

怕冷：背部和腹部寒凉，尤其在冬季，手冷过肘，足冷过膝。

小便多且清：经常是喝下去的水直接尿出来，缺乏蒸腾汽化。不但白天小便多，夜间还经常起夜，十分痛苦。尤其是中年人和青年人，经常夜尿增多，很可能是阳虚。

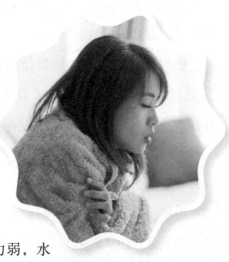

五更泻：由于阳虚体质者火力弱，水

谷转化不彻底，经常会腹泻，特别是五更早起拉稀便。严重阳虚者甚至吃什么排什么，大便里常有菜叶、菜梗。

头发稀疏不茂密：古语说"肾其华在发"，意思是肾的功能会在头发的光泽上表现出来。肾藏精，精生血，血养发，毛发虽长在头部，但营养根基、生长动力源于肾。所以，阳虚、血虚体质者，或是慢性失血、严重贫血及殚精竭虑者，常会脱发。

黑眼圈、口唇发暗：肾阳虚会拖累脾胃阳气，导致脾肾两脏阳气不足，通过眼圈、口唇反映出来。

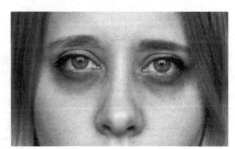

性格沉静，甚至消沉：阳虚体质者由于阳气不足，因此性格沉静，情绪低沉，所以气虚与阳虚者，容易抑郁。

舌淡胖嫩，边有齿痕，脉象沉细：舌头看起来很嫩，如同婴儿的舌头；脉象沉细，不容易摸到脉搏。

水肿：阳虚体质者体内的水分无法被阳气蒸腾向上弥散，而是流向低处，停滞在局部，形成水肿。

【阳虚体质如何形成】

1. **长期饮食不当**：长期摄入寒凉生冷的食物及饮品，如冰激凌、冷饮、凉水等，或者长期居住在过于寒冷的地方，都可能导致阳虚。

2. **不良生活习惯**：过度自慰、熬夜等不良习惯会损耗人体肾中阳气，导致出现阳虚的症状。

3. **久病不愈**：长期生病、过度劳累、脾胃虚弱等原因都可能导致气血消耗，引起阳虚。

4. **先天体质虚弱**：老年得子、孕期营养不足等原因可能导致胎儿先天禀赋不足，体质弱于常人，进而导致阳虚。

5. **长期泄泻**：长期腹泻、腹部不适等原因可能导致脾阳虚。

此外，因年龄增长，或身体有慢性病、身体过度劳累、长时间久坐不动或久卧不起、长时间熬夜、不良情绪、房事频繁、长期饮食不当、经常吃凉的食物，或生活环境寒冷等也是引起阳虚的原因。

【阳虚体质易引发的疾病】

1. **肥胖**：中医学研究发现，阳虚者多肥胖、易生痰湿，阳虚体质者由于新陈代谢功能相对较差，容易引起肥胖。

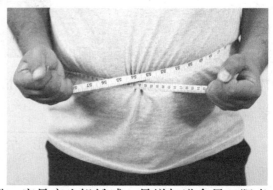

此外，阳虚体质者由于胰岛素分泌功能相对亢进，容易产生饥饿感，易增加进食量；阳虚者因副交感神经功能相对亢进，肠道蠕动速度加快，易产生饥饿感。这两种引起摄食过多的情况都容易导致肥胖。

2. **骨质疏松**：肾主骨，肾阳虚代表肾脏功能减退；肾主管生殖系统和内分泌系统，肾阳虚会导致内分泌功能减退，如雌激素水平下降，破坏骨质，从而导致骨质疏松。

此外，因脾为后天之本，主管人体之营养吸收，所以脾阳虚会影响人体对营养的吸收，增加骨质疏松的患病风险。

3. **慢性结肠炎**：从中医的角度上说，慢性结肠炎和阳虚体质互为因果，慢性结肠炎的"腹泻"属于"久泻"范畴，是脾虚失运所致，治疗时宜采取温健脾阳之法，佐以涩肠止泻药物，标本兼治疗效佳。

4. **痹证**：痹证是由风、寒、湿、热等引发的肢体关节及肌肉酸痛、麻木、重着、屈伸不利，甚至是关节肿大灼热等为主症的一类病证。《黄帝内经·素问·痹论》中也有记载："风寒湿三气杂至，合而为痹。"气虚、阳虚者易患痹证，治疗时不能只治疗疾病本身，还要调整体质，补阳、补气。

5. **痛经、月经后期、闭经**：阳虚体质者的背部、腹部特别怕冷，要注意做好保暖。特别是阳虚体质的女性，经前受寒很容易导致盆腔内血液循环受阻，进而引发痛经、月经减少、月经后期等症状。

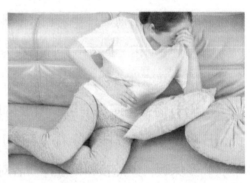

6. **性功能低下**：人体内的阳气是兴盛的动力，阴血是男性勃起的物质基础。人体阳气虚弱，则动力不足，阳具不起；阴血亏损，无以充实也会导致阳具痿弱不用。阳虚体质者通常性功能低下，女性表现为性冷淡，男性表现为阳痿、早泄、滑精。

【对症养生事半功倍】

1. 宜食温热性食物

肉类：有温补作用的肉类包括羊肉、鸡肉、鹿肉等；性味平和的肉类包括鹅肉、鸽肉、鹌鹑、驴肉等。

蔬菜类：有温补作用的蔬菜包括韭菜、洋葱、芹菜等；性味平和的蔬菜包括菠菜、黑木耳、银耳、蘑菇、猴头菌等。

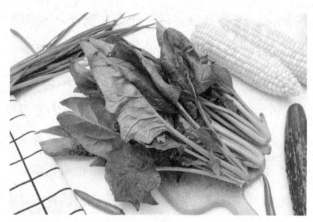

水果类： 有温补作用的水果包括榴莲、红枣、桂圆、荔枝等；性味平和的水果包括葡萄、苹果、水蜜桃等。

调味品： 胡椒、茴香等调味品均为温热性。

2. **慎食寒凉性食物：** 尤其注意要禁食冷冻食品等。

3. **调节情绪，避免消沉：** 阳虚体质的人性格比较内向，容易消沉，日常要注意调节自身情绪，可通过倾诉的方式排解内心的郁闷。

4. **多保暖，少熬夜：** 阳虚体质者对寒暑变化适应能力较差，所以到了冬季，要注意"避寒就温"；春夏之季，要注意培补阳气，夏季人体阳气趋向体表，腠理开疏，阳虚体质者要尽量避免直吹空调或风扇，避免在树荫下、水亭中及过堂风很大的过道停留过久，否则很容易受寒，甚至诱发手足麻木或面瘫等中医所谓的"风痹"病。一年四季都要注意重点部位的保暖，如腰部、肩部、腹部、膝部。

阳虚体质的人可以选择阳光充足的晴天，适当做些柔和的运动，如慢走、散步、打太极拳，运动量不宜过大，以防出汗伤及阳气。中国传统体育中的一些功法（如太极拳、五禽戏、八段锦、内养操、工间操）及球类活动、各种舞蹈活动等都适合阳虚体质者，以促进阳气的生发和流通。

5. 巧用艾灸打通督脉：人体后背的正中线上，从颈椎到尾骨有一条经脉，叫督脉，是一条太阳经，汇聚着全身经脉之阳气。俗语说："居家常备艾，老少无疾患。"中医有一个很好的治疗手段，就是督灸，即在督脉上艾灸，借助督脉总督阳气的作用，激发人体自身阳气，再将这种温热之气通过复杂有序的经络系统传递至全身，如此身体之正气就自然建立起来了。这种方法很适合阳虚体质的人。

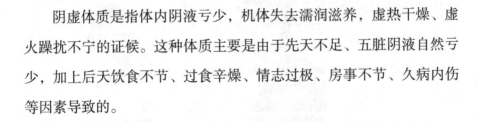

阴虚体质

阴虚体质是指体内阴液亏少，机体失去濡润滋养，虚热干燥、虚火躁扰不宁的证候。这种体质主要是由于先天不足、五脏阴液自然亏少，加上后天饮食不节、过食辛燥、情志过极、房事不节、久病内伤等因素导致的。

【1 分钟判断阴虚体质】

手足心热、心烦、口干、口渴、盗汗。

舌质红、苔少或无苔，脉象细数。

眼睛干涩、失眠、大便干燥、小便黄赤等症状。

消瘦、口燥咽干、两颧潮红、手足心热、潮热盗汗、心烦易怒等症状。

以上症状符合得越多，越有可能属于阴虚体质，如有疑虑，请及时咨询医师以获取准确的诊断和治疗建议。

【阴虚体质如何形成】

1. **先天禀赋**：父母某一方的阴虚体质遗传给胎儿，这是形成阴虚体质最主要的原因。

2. **情绪长期压抑，阴精暗耗**：由于情绪长期压抑无法舒展，不能正常发泄，郁结而化火，向身体内部燃烧消耗，使阴精暗耗，所以人越来越瘦。身形瘦长，皮肤白，口唇色红，脖子细长，肩膀窄小，有人称之为"结核型体型"，这类人很容易得结核病。

3. **长期服药促生或加重阴虚体质**：长期心脏功能不好，或者高血压病人吃利尿药太多，最终也会促生或加重阴虚体质。

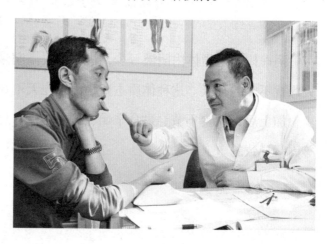

4. **长期食用辛辣燥热的食品**：阴虚的人要少吃一些性热容易上火的东西，比如胡椒、辣椒、花椒等，阴虚口干的人不能贪吃，要尽量少吃。

【阴虚体质易引发的疾病】

1. **失眠**：阴虚体质的人常常出现潮热、盗汗、心烦等症状，这些症状会影响睡眠质量，甚至导致失眠。

2. **干燥综合征**：阴虚体质的人体内阴液亏损，无法滋养肌肤和器官，容易引起口渴、皮肤干燥、眼睛干涩等症状。

3. **干眼症**：阴虚体质的人容易出现眼睛干涩、视物模糊等症状，这是由于体内阴液亏损，导致眼睛缺乏滋润所致。

4. **习惯性便秘**：阴虚体质的人肠道津液亏损，导致肠道蠕动减缓，食物残渣滞留肠道，形成习惯性便秘。

5. **更年期综合征**：女性在围绝经期期间，容易出现阴虚的症状，如潮热、盗汗、心烦等，这些症状是更年期综合征的常见症状。

6. **高血压**：阴虚体质的人容易出现肝阳上亢的情况，导致血压升高，进而引发高血压。

【对症养生事半功倍】

1. **饮食调理**：阴虚体质的人应该多吃一些甘凉滋润的食物，避免食用烧烤、辣椒、生姜、大蒜等易助热生火的食物，也要少吃油腻、不易消化的食物。此外，要多喝水，保持体内的水分充足。

2. **运动养生**：阴虚体质的人不适合进行剧烈的运动，可以选择一些中小强度的运动，比如太极拳、瑜伽、散步等。运动的时间不宜过长，运动量也不宜过大，避免出汗过多而导致身体更加阴虚。

3.**精神养生**：阴虚体质的人容易出现心烦、失眠等症状，因此要保持良好的情绪状态，避免情绪波动过大。可以通过听音乐、阅读等方式来放松心情，保持良好的心态。

4.**环境调理**：阴虚体质的人应该避免处于高温、干燥的环境中，可以选择一些较为凉爽、湿润的环境居住。同时，要保证室内的空气流通，避免室内空气过于干燥。

5.**中药调理**：可以在中医师的指导下，服用一些中药进行调理，比如六味地黄丸、左归丸等。

湿热体质

湿热体质是指长期生活在湿热环境或者体内湿气、热气过重，导致身体出现湿热症状的一种体质状态，是中医体质的一种。

关于湿热体质，隋代医学家巢元方在《诸病源候论》中有记载："湿热相搏，故头面身体皆生疮，其疮初如疱，须臾生汁；热盛者则变为脓，随瘥随发。"意思就是说，湿热体质者易患疮、痈、疖、痔等证。后

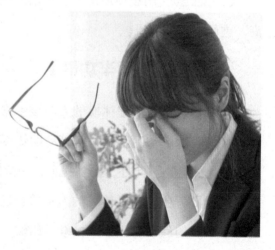

世医家如清代周学海在《读医随笔》中云："夫病痉者，其人必平日湿重而气滞，或血燥而气涩也。"即湿热日久则耗气伤津，可兼并气虚、阴虚或气阴两虚。

【1分钟判断湿热体质】

1. **观察面色**：湿热体质的人面色通常油光发亮，严重者额头、鼻尖油光可鉴，易生痤疮。

2. **观察口气**：湿热体质的人口中经常有黏腻感，早晨起床时尤其明显，且口气较重，甚至有口臭。

3. **观察大便**：湿热体质的人大便黏腻不畅，容易粘马桶，小便则呈现出深黄色。

4. **观察体感**：湿热体质的人常常感到身体疲倦、四肢乏力，即使在休息过后也难以缓解。

5. **观察食欲**：湿热体质的人食欲通常较差，对油腻食物感到恶心，尽管喜食甜食，但体重仍然难以控制。

如果以上几个方面都符合，那么很有可能是湿热体质。如果对自身健康状态感到疑虑，建议尽快咨询专业医师进行诊断。

【湿热体质如何形成】

1. **先天因素**：如果患者从小到大身体都比较虚弱，特别是脾胃功能比较差的人，会出现肾亏不足，从而会导致生长发育缓慢和身体瘦弱的情况发生，这种类型的体质容易出现湿热内生的现象。

2. **环境因素**：如果患者生活的环境比较湿热，会造成人体的内分泌代谢出现紊乱，人体比较容易出现相关类型的疾病，从而造成脏器

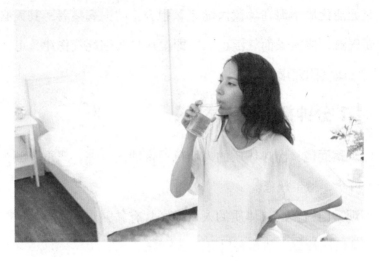

亏损。

3.**饮食因素**：如果在饮食上长期摄入过于辛辣刺激的食物，比如辣椒、大蒜等，会导致脾胃运化能力出现紊乱。

4.**精神因素**：精神压力过大也会造成湿热的产生。精神压力过大，导致自主神经发生紊乱，可能会导致体内水气不断积蓄，进而引起湿热症状。

5.**生活习惯**：平时在生活上如果没有做好防范措施，长时间处于潮湿、闷热环境，就很容易导致湿气侵袭身体，从而形成湿热体质。

【湿热体质易引发的疾病】

1.**肝炎、肝硬化、肝癌**：由于湿热之邪长期郁结在肝经，阻塞经络，影响脏腑的气血运行，会导致肝功能异常，甚至出现肝硬化。

2.**胆囊炎、胆结石**：由于湿热之邪郁结于胆，胆失疏泄，导致胆汁排泄不畅，则引起胆囊炎和胆结石。

3.**皮肤病**：如痤疮、湿疹、银屑病、脂溢性皮炎、酒渣鼻等。这些疾病的发生与湿热之邪浸淫肌肤有关。

4.**泌尿系统疾病**：如尿道炎、膀胱炎等。这些疾病的发生与湿热之邪下注膀胱有关。

5.**内分泌系统疾病**：如糖尿病、高脂血症等。这些疾病的发生与湿热之邪内蕴有关。

【对症养生事半功倍】

1.**饮食调整**：湿热体质的人应该遵循清淡的饮食原则，少吃生冷刺激、油腻性食物，以避免加重体内的湿热。可以多吃一些具有清热利湿、解毒消肿等功效的食物，例如薏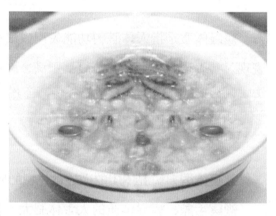仁米、绿豆、冬瓜、丝瓜、黄瓜、苦瓜等。

2.**药物调理**：在医师的指导下，湿热体质的人可以适当服用一些具有清热化湿、利尿排毒等功效的中成药进行调理，例如四妙丸、龙胆泻肝丸、葛根芩连丸、甘露消毒丸等。

3.**穿着调整**：湿热体质的人应该尽量保持穿着宽松，以利于身体的透气和散热。穿紧身衣物或牛仔裤会阻碍身体的排汗。

4.**运动调整**：湿热体质的人应该进行适量的运动，以促进身体的代谢和排汗，有助于排出体内的湿热之气。可以选择适合自己的运动方式，例如太极拳、瑜伽、散步等。

5.**环境调整**：湿热体质的人应该尽量避免在潮湿炎热的环境下工作和生活，保持室内通风，常晾晒衣物和被褥，保持干燥的环境。

6.**心态调整**：湿热体质的人应该保持平和的心态，以避免加重身体的负担和湿热之气的郁结。

痰湿体质

　　痰湿体质是指人体脏腑功能失调或气血津液运化失调而出现痰湿表现。常表现为体形肥胖，腹部肥满，胸闷，痰多，容易困倦，身重不爽。这类体质的人容易患肥胖、糖尿病、卒中、冠心病等疾病。

【1 分钟判断痰湿体质】

　　观察体型：痰湿体质的人通常体型肥胖，腹部肥满，身体沉重。

　　观察舌象：痰湿体质的人舌体肥大，苔滑腻、厚，舌苔颜色发白或者黄色，舌边常有齿痕。

　　观察面色与皮肤：痰湿体质的人面部皮肤油脂多，面色淡黄而暗，眼泡微浮。

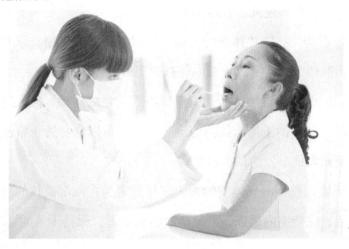

观察感觉：痰湿体质的人口中黏腻，很少感觉口渴，易出汗，头身重困、肌肤麻木，胸闷，痰多，易肠胃不适。

观察睡眠：痰湿体质的人容易困倦，睡觉时鼾声如雷。

观察大小便：痰湿体质的人大便次数多、不成形、易粘马桶，小便浑浊。

观察西医体检指标：在西医体检中，痰湿体质者的胆固醇、甘油三酯、低密度脂蛋白、血糖显著高于非痰湿体质者。

请注意，以上方法仅供参考，若想更准确地判断是否为痰湿体质，建议咨询专业的中医医师。

【痰湿体质如何形成】

1.寒湿侵袭：长期生活在潮湿的环境中，或者涉水、淋雨，或者久居湿地，湿邪侵袭人体，脾胃受困，水湿运化失职，聚湿成痰，痰湿蕴肺。

2.饮食不节：经常暴饮暴食，过食肥甘醇酒厚味，损伤脾胃，

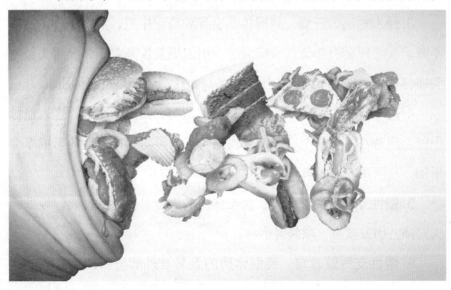

不能布散水谷精微及运化水湿，致使湿浊内生，蕴酿成痰，痰湿聚集体内。

3. **先天禀赋**：素体胃热，过食肥甘厚味，脾运不及，聚湿生痰。

4. **年老久病**：脾胃虚损，运化功能减退或肾阳虚衰，不能化气行水。

5. **缺乏运动**：长期喜卧、久坐少动，气血运行不畅，脾胃运化呆滞，不能运化水湿，聚湿致痰湿内生。

【痰湿体质易引发的疾病】

1. **肥胖症**：痰湿体质者普遍阳虚，阳虚会造成气化不利，导致痰浊水饮内停，并积滞于皮下，造成身体发胖，久之便会形成肥胖症。

2. **2型糖尿病**：如为痰湿体质，通常会引起脾虚不适，食物无法完全消化，长期积聚在体内容易形成痰湿，日久化热，会损耗脾阴，引起消渴。2型糖尿病在中医学属消渴的范畴，有大量研究表明，肥胖体型的2型糖尿病患者中有98%属于痰湿体质。

3. **原发性高血压病**：痰湿体质会导致痰湿中阻，清阳不升，浊阴不降。久之便会引起头目清窍失荣，引起原发性高血压，导致头晕和头痛等现象。许多单纯舒张压增高的高血压患者都是痰湿体质。

4. **冠心病**：冠心病在中医学属胸痹范畴，痰湿为阴邪，进入血脉中便会附着在血管壁上，影响气血运行，血栓与粥样斑块的形成率会增加，从而诱发冠心病。

5. **慢性支气管炎、咳嗽**：痰湿体质的人容易受寒邪侵袭，导致肺失宣降，引发咳嗽、咳痰等症状。

6. **慢性支气管哮喘**：痰湿体质的人易被外邪所伤，导致肺气虚损、痰瘀阻肺，进而引发慢性支气管哮喘。

【对症养生事半功倍】

1. **控制饮食**：少食肥甘厚味的食物，如动物内脏、奶油等高脂肪、高热量、高糖分的食物，少食加工食品，如薯片、糖块等。多吃具有健脾利湿、化痰祛痰功效的食物，如白萝卜、洋葱、紫菜、绿豆、冬瓜、山药等。同时要控制饮食量，避免暴饮暴食，以减轻脾胃负担。

2. **增加运动量**：痰湿体质者体型通常偏胖，身体沉重，容易疲劳，因此要适当增加运动量，促进身体新陈代谢和血液循环。可以选择适合自己身体状况的运动，如散步、慢跑、游泳、太极拳等。

3. **调整起居环境**：保持室内通风干燥，避免生活在潮湿阴冷的环境中。睡觉时避免使用过高的枕头，以防止打鼾加重。

4. **调整情绪**：痰湿体质者容易烦躁不安，情绪波动较大，因此要学会调节情绪，保持心态平和，避免过度焦虑和抑郁。

5. **中药调理**：如果需要更深入地调理，可以咨询中医师，根据个人体质情况开具适合的中药进行调理。

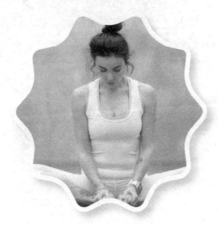

第二篇 补气血

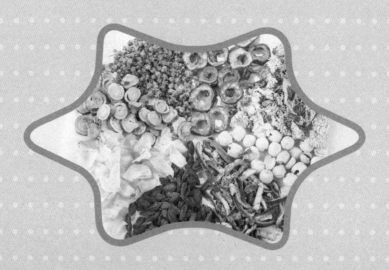

第3章 气血不足，调理有方

你知道什么是气血吗

为什么有的人面色红润、光彩照人，有的人却面色晦暗、头发干枯无光泽、皮肤粗糙、痤疮暗斑丛生？为什么有的人身体像个"火炉子"，有的人却一年四季手脚冰凉……其实这些都可能与气血失调有关。

气血是人体生命健康的重要物质，中医认为，"血为气之母，气为血之帅"。人体之气包括肝气、肺气、肾气、脾气、卫气、营气、宗气，气为人体之动力，有推动调控、温煦凉润、防御、固摄及中介等作用。古语有云："气聚则生，气散则亡。"意思是说，气是生命的精髓。如果将人体比喻成树，气就相当于树根，身体则相当于树干和树叶。只有树根扎得深，树才能枝繁叶茂，养气如同养根，气养好养足了，身体才会硬朗、结实。

血对人体有濡养、化神的功效。《黄帝内经·素问·五藏生成论》中有云："故人卧血归于肝，肝受血而能视，足受血而能步，掌受血而能握，指受血而能摄。"意思是说，人在睡眠时，血液会回流到肝，滋养肝，眼睛就能得到充分的营养，进而维持其正常的视觉功能；血液滋养脚，人就能正常行走；血液滋养手掌和手指，它们才能握拳、抓取物品。

明代医学家张景岳（字会卿）在《景岳全书》中也有记载："人有阴阳，即为气血。阳主气，故气全则神旺；阴主血，故血盛则形强。人生所赖，惟斯而已"。意思就是说，气血都是水谷精微所化，气属阳，血属阴，二者不能分离。

《黄帝内经·素问·调经论》中有云："血气不和，百病乃变化而生。"意思就是说，人体的气血流经全身各处，气血充足、运行协

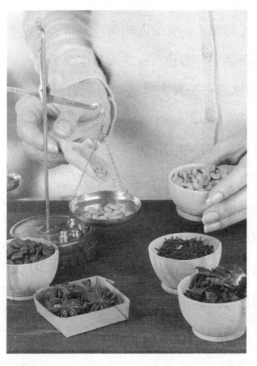

调，脏腑经络等组织器官才能进行正常的生理活动，若气血失常，机体的各种生理功能就会受到影响，进而诱发疾病。

现代人气血不足主要和不良的饮食和生活习惯有关，如果一个人进行长期超负荷工作、生活不规律、过度劳累等，就会气血亏虚，无法给予五脏六腑充足的营养，脏腑为了维持正常的生

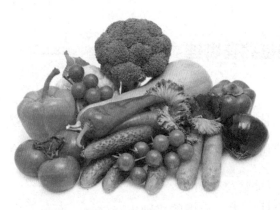

命活动，只能超负荷运转，久而久之，就会由于经络不通而出现脏腑功能衰弱，身体亏虚，甚至诱发一系列的健康问题。比如，气滞血瘀，造成经络堵塞，导致脏腑功能紊乱，体内垃圾代谢不出去，沉积在血管就是高脂血症，沉积在肝脏就是脂肪肝，沉积在皮肤表面就是肥胖症，如此等等。

气血就相当于人在银行的存款，先天和儿童时期储存了大量气血能量。随着年龄的增长，有些人开始不断透支这笔存款，肆意挥霍，仗着年轻以消耗气血为代价通宵打游戏、熬夜加班，再加上过度忧思，或眼睛不离开智能手机……人到中年，或稍微上点年纪就开始早衰，这时再想补充气血可就难上加难了。

中医常说："气血足，百病除。"只有生活中保持体内有充足的气血，身体的经络才能更加通畅，气血充足、经络畅通，人体脏腑才能得到更好的滋养，才能各司其职，使身体形成强大的免疫功能。这样一来，既能高效快速地清理体内的毒素，又能抵挡外部的致病因素。

中医在调和人体的气血时，采取"泻其有余，补其不足"的原则来调和气血。这也是中医治疗因气血失调而引发的疾病的常用方法。

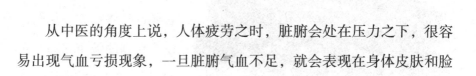

气血不足、不顺的征兆有哪些

　　从中医的角度上说，人体疲劳之时，脏腑会处在压力之下，很容易出现气血亏损现象，一旦脏腑气血不足，就会表现在身体皮肤和脸上，此即为中医上提到的"有诸内，必形诸外"。

　　气虚的人面色较差，身体乏力；血虚的人则皮肤枯燥，面色苍白或萎黄，指甲粗糙。所以，无论是身体还是容貌，都和气血密切相关。气血充盈顺畅，人体的生理活动才能更顺利，相关的健康问题才能被解决。

　　中医认为，一个人一旦气血不足、不顺，就会出现血瘀、血虚和血热这三种气血问题。每种问题都有其独特的征兆和表现，可以有针对性地根据自己表现出的气血问题适当调理。

血瘀

　　血瘀是指血液循环迟缓、血流不顺畅，气血运行不畅，进而导致气滞血瘀。血瘀的主要表现为：面色暗淡无光泽，嘴唇颜色深且发紫，容易出现黑眼圈，额头、下腭、双颊下方长痘痘；下肢血管明显；女性经期延后，行经期间腹部剧烈疼痛，经血颜色深且有瘀块；大便颜色发黑等。

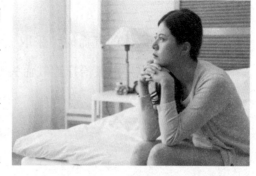

　　出现上述情况主要是离开经脉的血液未及时运转，停留在身体某处；或正常血液运行

受阻碍，导致血液堆积于身体某处经脉或脏腑内，经脉拥堵，造成血瘀。

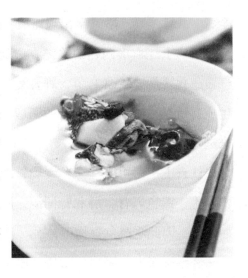

解决血瘀症状的关键方法是及时活血。在精神调养上，要培养乐观的情绪。精神愉快则气血和畅，有利血瘀体质的改善。反之，苦闷、忧郁则可加重血瘀倾向。

饮食上可适当吃些黑木耳、黑豆、红糖、红枣、桂圆等来补气养血。要吃性平、性温或性热的食物，千万不要吃寒凉冷冻的食物。

经络上平时可经常按摩，因为血液容易堆积于头部与四肢等远离心脏处，如果可以经常按摩头面部、脚部，能有效消散瘀血。

日常生活中可多进行一些运动，能有效改善血液高凝状态，每天活动一下筋骨，就能有效促进血液循环与机体代谢，进而改善不适症状。

血虚

血虚即血液亏虚，不能滋养五脏六腑与经络。当身体之中的血不足，无法濡养、充盈肌肤组织时，就会血虚。血虚的主要特征是：面色差，面色苍白或发黄，皮肤干燥，嘴唇和指甲发白，并伴随着头痛、头晕眼花、不明原因的心慌、失眠多梦；手脚发麻和脱发；女性出现月经量减少、经色淡；经常便秘；视力减退、眼睛干涩等。

出现上述情况主要是人体内精血不足，脏腑与经络得不到滋养，全身血液普遍亏损，甚至出现血液对于某个部位的营养或滋润下降。

解决上述血虚问题的关键方法是补血，补血重点是调脾。脾胃为气血生化之源，饮食有节，脾胃运化功能正常，血液则会源源不断地生成。所以，气血亏虚不足的调理，主要就是从健脾益气、益气生血来进行。

饮食上平时可吃些黑色食物，如桑葚、黑芝麻、黑豆、黑米、黑木耳等，黑色入肾，肝和肾同源，肝藏血，肾藏精，精血同源，异名而同类，因此吃黑色食物可补血。

经络按摩上，平时经常按肚脐下方约 3 寸处的关元穴，肚脐下方约 1.5 寸处的气海穴，外膝眼下 3 寸、胫骨外侧 1 横指处的足三里穴和内踝上 3 寸、胫骨后缘处的三阴交穴，都能有效调节血虚症状。

日常生活中，血虚者要避免过度劳累、过度思虑，防止加重身体伤害。

血热

血热是外感热邪入侵血液，导致血液流通加速。血热的主要特征是：皮肤发红、易出油，脸上长痤疮，同时伴有五心烦热、手脚心易出汗、脾气暴躁；容易长痔疮；女性经期提前一周以上，经量大，颜色深红或紫红，经期时间长，淋漓不尽；夜间容易流鼻血等。

出现上述情况主要是因为，在正常状态下，血液在温暖气息下运行，遇到寒气容易凝滞。而如果人体内阳气过旺，火气大，血液就会过热，运行加速，脉搏跳动加速，容易伤害脉络、损耗阴气。此外，情绪失控、过度疲劳、焦虑等因素也会导致人体内分泌失调，引起血液循环不畅，进而引起血热。

解决上述问题的关键就是及时凉血。饮食上可以多吃些莲藕、冬瓜、螃蟹等凉血食物。日常生活中适当做些温和运动，如慢跑、快走、游泳、跳健身操等，同时注意作息要规律。

上述气血不足引发的症状因人而异，想要确诊，还需要通过中医诊脉、看舌象等手段来确定具体是哪种问题，以便及时调理和治疗。

这些坏习惯，让你的气血越来越差

中医学理论认为"气血充盈，百病不生""血气不和，百病乃变化而生"。可见，气血对人体健康来说至关重要。即使身体健康，日常也要注意气血调养。一些细微的小习惯，可能会因为经年累月的重复而损耗气血运行。快看看以下坏习惯你是否中招了？

心情郁结

人体内的阴阳气血必须保持平衡，才能够维持正常的生理功能和活动。如果一个人情绪不稳定，易怒烦躁，就容易导致气机紊乱，进一步引发气滞，从而导致血瘀。反过来，血瘀又会加重气滞，形成恶性循环。长时间下来，气滞血瘀会在体内形成毒素积累，阻碍病气的顺利排出。久而久之，病气侵入内脏，影响血液的正常生成过程，从而导致血液系统疾病的发生。

《黄帝内经·素问·举痛论》中记载："余知百病生于气也。怒则气上，喜则气缓，悲则气消，恐则气下，寒则气收，炅则气泄，惊则气乱，劳则气耗，思则气结。"大意是说，我已经知道许多疾病的发生，都是和气的变化有关。大怒使气向上逆行，大喜使气涣散，大悲使气消损，大恐使气下沉，寒邪导致的气机收敛，热邪导致的气机外泄，受惊使气紊乱耗损，劳累过度易耗伤精气，思虑过度使气郁结。中医也有"怒伤肝，恐伤肾，忧伤肺，思伤脾，喜伤心"的说法。所以，为了保持身体健康，日常生活中要保持心态平和，避免烦恼和过度情绪波动。

饮酒无度

肝脏是人体内重要的代谢器官，它负责将各种营养物质转化为人体需要的能量，并将体内的毒素排出体外。少量饮酒时，肝脏可以代谢酒精；但长期、大量饮酒会导致酒精的代谢产物乙醛在肝脏内积累，进而损伤肝细胞，诱发脂肪肝、酒精性肝炎、肝硬化等疾病。

酒精进入人体后，90% 需要通过肝脏进行代谢。然而，酒精的代谢产物和引起的肝细胞代谢紊乱，是酒精性肝损伤的主要原因。研究表明，正常人每天饮用 40 ~ 80 克酒精，10 年后就可能出现酒精性肝病变；每天饮用酒精超过 160

克，8 ~ 10 年后有可能出现肝硬化。

肝脏具有很强的代偿能力，所以出现肝区疼痛、恶心呕吐、腹胀腹泻等症状时，肝脏已经受到了实质性损害。此外，过度饮酒还会损害大脑、心脏、中枢神经系统、胃等组织器官。

如因工作需要必须饮酒时，不妨采取一些护肝方法，如摄入富含维生素 C、维生素 E 的蔬菜和水果，以减轻酒精对肝脏的毒害。在医嘱下适当服用护肝中药材，如枸杞子、葛根等，它们能促进肝细胞再生，加强肝脏脂质代谢，预防脂肪肝，进而达到养肝护肝的作用，提升机体造血功能。

房事过度

中医称"房事过度"为"耗伤阴液"，会导致肾精不足、气虚血虚，进而影响气血运行。药王孙思邈《备急千金要方》曾说："恣其情欲，则命同朝露也。"意思就是说，一个人纵欲过度，他的肾精就会大量外泄，导致肾精虚弱，使人体之气血生化无源，进而诱发气虚、阴虚，伤及其各个脏腑，导致早衰。

医药学家陶弘景在《养性延命录》中认为，"房中之事，能生人，能煞人。譬如水火，知用之者，可以养生；不能用之者，立可尸之矣"。意思就是说，性生活是一把双刃剑，男性如火，女性如水，水火不交融，则阳者更阳，阴者更阴，影响人体阴阳平衡。但如果纵欲过度，水和火过度交融，水会被火耗干，火则会被水浇灭。

春季是阳气升发之季节，人体要顺应春升，适度房事，让自己身心保持愉悦。夏季阳气偏旺，人体性欲较强，要让体内的阳气可以顺畅地向外宣通发泄，适当房事是有必要的，但要注意防止阳气过于亢奋，同时避免着凉。《黄帝内经·素问·四气调神大论》中说"使志安宁，以缓秋刑，收敛神气，使秋气平"。秋季养生宜保持情绪平和，以适应秋燥，房事上注意收敛节制，适当减少行房次数，防止体内阳气过多外泄，因为此时人体之阳气主要用于冬季抵挡严寒。冬季，大自然和人体之阳气进入蛰藏阶段，要严格控制房事的频率。《黄帝内经》上说"冬不藏精，春必病温"，意思就是说，冬季不注意收藏肾精，体内精气外泄过多，会导致气弱肾虚，进而降低身体的抗病邪能力。

过食寒凉

过食寒凉对人体的伤害主要包括以下几点。

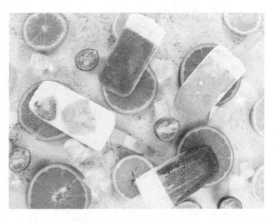

1.消耗阳气：中医认为，人体之气、血、津液之所以能够畅通无阻、运行不息，就是依赖身体之阳气的温煦和推动。如果摄入过多的寒凉食物，就会耗掉过多阳气以提升食物的温度，以利于生化代谢功能的执行，而气血之运行也会跟着受影响。

2.影响脾胃功能：脾胃是最容易受寒气侵袭的器官。过多进食寒凉食物，就会伤及脾胃，造成脾的功能下降，聚湿生痰。脾胃是后天之本，气血生化之源，脾胃受损，气血的生成与运行也会受到影响。

3.导致气血运行不畅：长期过食寒凉会增加人体各个脏腑的工作强度，如胃、肝、肠等，导致人体因新陈代谢而产生的垃圾无法经过肝脏和大肠进行分解、排出，积聚在体内，进而出现气血运行不畅，身体的各脏器因阴阳失调而出现阴虚火旺、心血管堵塞不通等症状。

所以，为了保护人体气血运行通畅，日常应尽量避免过食寒凉食物，适当吃些温热食物，如红枣、枸杞、桂圆等，以补益气血，促进身体健康。

过食肥甘

过食肥甘对人体的伤害主要包括以下几点。

1. 损伤脾胃：长期过食肥甘会增加脾胃负担，导致脾胃受损，影响正常的消化和吸收功能，进而影响气血的生成、运行。过食肥甘使脾胃受损，会导致气血亏虚，出现畏寒肢冷、头晕耳鸣、精神萎靡、心悸气短等症状。

2. 产生痰湿：肥甘食物容易生痰湿，而痰湿会阻碍人体气血的运行，诱发气血不畅。此外，痰湿还会影响脾胃功能，加重脾胃损伤，进而影响气血的生成与运行。

3. 加重脏腑负担：长期过食肥甘会加重脏腑负担，导致脏腑功能

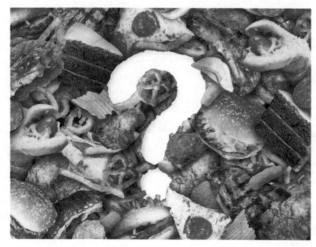

失调，影响肝脏的解毒与代谢功能，影响食物的消化吸收，进而影响气血的运行与生成。

4. 诱发慢性疾病：长期过食肥甘易诱发高血压、糖

尿病、冠心病等慢性疾病，这些疾病会进一步消耗人体的气血，加重气血不足的症状。

所以，为了保护人体的气血，要尽量避免过食肥甘食物，多吃富含纤维素、维生素和矿物质的食物，如新鲜果蔬、全谷类等，以促进和保持身体健康。

过度劳累

过度劳累对人体的伤害主要包括以下几点。

1.消耗气血：过度劳累会大量消耗人体气血，导致气血不足，尤其是长期熬夜者，气血无法得到及时补充，很容易导致气血不足。

2.损伤脏腑：过度劳累会损伤人体的脏腑功能，尤其是心脏和脾脏。心脏是人体的重要器官，过度劳累会增加心脏负担，导致心脏功能受损，进而影响气血的运行和生成。

3.诱发疾病：过度劳累使人体的气血耗损，血液运行不畅，会降低人体的抵抗力，使人体更容易患各种疾病，容易诱发心脏病、肝病、肾病等慢性疾病。

4.内分泌失调：过度劳累还会导致人体内分泌失调，肾上腺素、皮质醇等激素分泌增加，导致血管收缩、血压升高，加重心脏负担，影响气血的运行和生成。

所以，为了保护人体的气血，应该避免过度劳累，适当休息和放松，避免长时间连续的工作和学习。同时，可以适当进行运动，学会使用经络按摩等保健方法，以疏通经络、活动血脉，增强身体的抵抗力和免疫力。

药食同源，吃出好气色

　　"药食同源"指的是很多食物和中药材之间没有明显界限，具有和中药材相似的营养与药用价值。早在一些古籍和医书中就有一系列"药食同源"的相关记载，如《淮南子·修务训》中就记载："尝百草之滋味，水泉之甘苦，令民知所辟就。当此之时，一日而遇七十毒。"可见神农时代药与食不分，无毒的就食用，有毒的就避开。《黄帝内经》中也强调了饮食对于人体健康的重要性，提出"五谷为养，五果为助，五畜为益，五菜为充"的饮食原则，书中记载了很多有药用价值的食物，如红枣、黑芝麻、枸杞等常被使用。《本草纲目》中也提出了"食疗为先"的观点，强调食物在治疗疾病中的作用。

　　中医认为，食物和药物一样，也具有寒、热、温、凉四种性质和

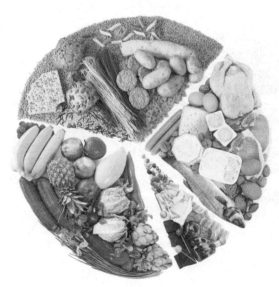

酸、苦、甘、辛、咸五种味道。不同性质和味道的食物对人体的药用价值不同。例如，温热性质的食物能散寒、助阳益气、通经活血，寒凉性质的食物则可以清热解毒、消炎止痛。因此，选择食物时，需要根据自身体质和健康

状况进行搭配，以达到最佳的效果。

总之，药食同源是中国古代医学文献中的重要观念，强调了食物与药物之间的密切联系，提倡通过合理的饮食搭配来保持身体健康。这个观念在现代营养学和医学中也得到了广泛应用，通过合理的饮食搭配，我们不仅能吃到美味的食物，还能获得充足的营养与药用价值，进而补足气血，吃出好气色。

一、补气养血的食材

红枣：红枣具有补中益气、养血安神的功效，能改善贫血、失眠等症状。

黑芝麻：黑芝麻具有补肝肾、益精血的功效，能改善肝肾不足、精血亏虚等症状。

枸杞：枸杞具有补肾益精、养肝明目的功效，能改善肝肾阴虚、视力下降等症状。

核桃：核桃具有补肾固精、温肺定喘的功效，能改善肾虚腰痛、

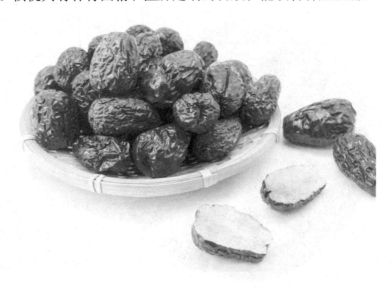

哮喘等症状。

　　山药：山药具有补脾养胃、生津益肺的功效，能改善脾胃虚弱、食欲不振等症状。

　　韭菜：韭菜具有温肾补阳、健胃提神、止汗固涩的功效，可增强人体脾胃之气，适宜在春季里祛阴散寒、养阳护肝。

　　菠菜：菠菜具有补血、利五脏、通血脉、止渴润肠、滋阴平肝、助消化、清理肠胃等功效，对于胃肠障碍、便秘、痛风、皮肤病、各种神经疾病、贫血确有特殊的食疗效果。

二、补气养血的食疗方

黄芪山药鲫鱼汤

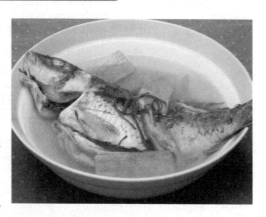

　　【组成】黄芪15克，山药20克，鲫鱼1条，姜、葱、盐各适量，米酒10克。

　　【用法】将鲫鱼洗净后在鱼的两面各划一刀；姜洗净，切片；葱洗净，切丝；山药去皮，洗净，切段。把黄芪洗净与山药段一同放入锅中，加水煮至沸腾；转为小火熬煮大约15分钟再转中火，放入姜片和鲫鱼煮30分钟。鱼熟后再加入盐、米酒，撒上葱丝即可。

　　【功效】益气健脾、敛汗固表、利水消肿。

党参当归鸡汤

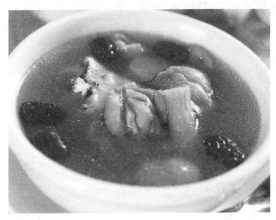

【组成】党参、当归各 15 克，红枣 8 颗，鸡腿 1 只，盐两小勺。

【用法】鸡腿剁块，放入沸水中氽烫，捞起冲净；党参、当归、红枣洗净备用。鸡块、党参、当归、红枣一起入锅，加 7 碗水以大火煮开，再转小火续煮 30 分钟。起锅前加盐调味即可。

【功效】当归和党参都有补血益气的功效，与鸡肉一起炖汤喝，能补血活血，促进全身血液循环。适合血虚津亏的人群，如产后、手术后等。

白术猪肚粥

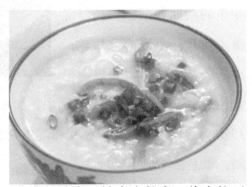

【组成】白术 12 克，升麻 10 克，猪肚 100 克，大米 80 克，盐 3 克，葱花 5 克。

【用法】大米淘净；猪肚洗净，切成细条；白术、升麻洗净。大米入锅，加入适量清水，以大火烧沸；下入猪肚、白术、升麻，转中火熬煮。待米粒开花，改小火熬煮至粥浓稠，加盐调味，再撒上葱花即可。

【功效】此粥具有补脾益气、健胃消食的功效。

三、"药食同源"的注意事项

虽然药食同源的食物与药物有着相似的营养和药用价值，但是在实际应用时仍然要注意以下几点。

1.不要盲目使用：在选择药食同源的食物时，需要根据自身体质和健康状况进行搭配，避免盲目使用。如果不确定自身身体状况，应在医师或营养师的建议下服食。

2.注意适量食用：虽然药食同源的食物和药物有所不同，但也要注意适量食用，过量食用很可能会对身体产生副作用。

3.注意食物搭配：选择药食同源的食物时，要注意它们之间的搭配，搭配不当很可能会影响整体的营养价值和疗效。

4.注意个体差异：有的人对某些食物过敏或不适，因此需要根据个体差异选择适合自己的食物。

总之，药食同源是一种健康的饮食理念，通过合理的饮食搭配能获得充足的营养与药用价值，进而改善身体的健康状况，吃出好气色。

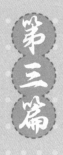

第三篇 养五脏

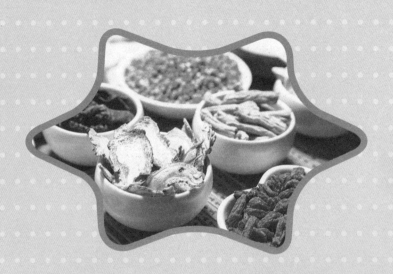

第4章 五脏调和百病消

心为"君主之官"，总管五脏六腑

《黄帝内经·素问·灵兰秘典论》中有云："心者，君主之官也，神明出焉。""故主明则下安，……主不明，则一十二官危。"大意是说，心，主宰全身，是君主之官，人的精神意识思维活动都由此而出。所以君主如果明智顺达，则下属（指除君主以外的臣下，也就是另外的脏器）也会安定正常。君主如果不明智顺达，那么，包括其本身在内的十二官就都要发生危险。

中医上"君主"指心，象征着心在人体中的重要地位和功能。从中医的角度上说，心对于人体的生命活动与生理功能起着至关重要的控制与调节作用，它的每一次跳动，都在向身体输送血液，牵动着肺、脾、肝、肾的正常运作。心不分昼夜地工作着，是人体最勤劳的，也是最容易受伤害的。

一、心的主要作用

心的基本生理功能包括主神明和主血脉两个方面。

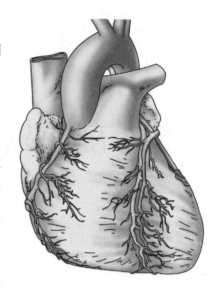

1. 心主神明

心主神明，又称心藏神或心主神志，就是说，心有主宰生命活动和意识、思维、情志等精神活动的功能。人体的脏腑、经络、形体、官窍都有其各自的生理机能，但都必须在心神的主宰和调节下分工合作，共同完成整个的生命活动，因此又有"心为五脏六腑之大主"之说。

心功能正常，人的精神健旺、神志清晰，所主宰的脏腑也能相互协调，配合完成复杂的生理活动；反之，人就会出现惊悸、健忘等精神不适症，还会引发其他脏腑功能紊乱，进而诱发疾病。

2. 心主血脉

心主血脉，就是说，我们的血液循环系统、血液也都由心来主宰。《黄帝内经·素问·痿论》中就有记载："肺主身之皮毛，心主身之血脉，肝主身之筋膜，脾主身之肌肉，肾主身之骨髓。"《灵枢·五色》中有云："肝合筋，心合脉，肺合皮，脾合肉，肾合骨"，"心合脉"是"心藏神"的重要基础。脉就是血脉，所谓脉为血之府，是血所居处的地方。这些都是心主血脉的相关论述。

中医上提到的"奉心而化赤"，意思就是说，血乃脾胃运化的水谷精微，由心化赤而成。心主管血脉，推动血液循环于脉内，心脏与脉管相连，形成封闭的输血系统，通过不停地搏动将血液输送到全身各处，为组织器官提供养分的同时带走代谢物质，循环往复，生命才得以生生不息。

二、心与形、窍、志、液、时的关系

《黄帝内经》中有记载："心在体合脉，其华在面，在窍为舌，在志为喜，在液为汗"。接下来给大家介绍一下心与形、窍、志、液、时之间的关系。

1. 在体合脉，其华在面

脉指的是血脉。全身的血脉皆由心主司，因而称"心在体合脉"。心气的强弱，心血的盛衰，可从脉象反映出来。华是荣华、光彩的意思。心的荣华显露在面部。面部的色泽能反映心血、心气之盛衰和机能强弱，所以称心"其华在面"。正如《黄帝内经·灵枢·邪气藏府病形》中所说："十二经脉，三百六十五络，其血气皆上于面而走空窍。"心气旺盛，血脉充盈，面色红润有光泽；心气不足，则面色㿠白；心血亏虚，则面色无华；心脉痹阻，则面色晦滞；心火亢盛，则面色红赤。所以望面色常作为推论心脏气血盛衰的指标。

2. 在窍为舌

在窍就是开窍。心开窍于舌，是指舌为心之外候，又称"舌为心之苗"。舌主司味觉、表达语言的功能，均有赖于心主血脉与藏神的生理机能。所以《黄帝内经·灵枢·脉度》中有云："心气通于舌，心和则舌能知五味矣"，《黄帝内经·灵枢·五阅五使》说："舌者，心之官也"。

心主血脉、藏神的生理机能正常，则舌体红润，柔软灵活，味觉灵敏，语言流利；心血不足，则舌淡；心火上炎，则舌红生疮；心血瘀阻，则舌质紫暗，或有瘀斑；心藏神机能失常，则会出现舌强、语謇、失语等。从舌质的色泽可以直接观察气血的运行和判断心主血脉的生理功能

3. 在志为喜

喜，是心之精气对外界刺激产生良性情绪的反应。心精、心血、心气充沛，心阴、心阳协调，才能产生喜乐情绪，所以《黄帝内经·素问·阴阳应象大论》中有云："在脏为心……在志为喜，喜伤心，恐胜喜。"

喜乐愉悦对于心主血脉的机能大有裨益。但喜乐过度也会伤神，如《黄帝内经·灵枢·本神》中有云："喜乐者，神惮散而不藏。"精神亢奋会让人喜笑不休，神气不足会让人容易悲哀，如《黄帝内经·素问·调经论》中有云："神有余则笑不休，神不足则悲。"由于心为神明之主，不仅过喜会伤心，"喜、怒、忧、思、恐"这五志过于极端，均会损伤心神。

4. 在液为汗

汗是津液经阳气蒸化后，通过汗孔排到体表的液体。《黄帝内经·素问·阴阳别论》中记载："阳加于阴谓之汗。"心精、心血都是汗液化生之源，所以有"心在液为汗"之说。出汗过多，津液大伤，必然会耗伤心精、心血，会出现心慌，心悸之症，因而有"血汗

同源""汗为心之液"之说。

此外，汗液的生成和排泄受心神之主宰、调节，因此，情绪激动、劳动、运动、气候炎热之时都会有出汗的现象。正如《黄帝内经·素问·经脉别论》所说："惊而夺精，汗出于心"，可见，心以主血脉、藏神的生理机能为基础，主司汗液之生成、排泄，进而维持人体体温的相对恒定，以适应外界环境。

5. 与夏气相适应

夏季是一年最热的季节，属阳中之阳的太阳。心为阳脏，又称火脏，主阳气，阳气最盛，同气相求，所以心与夏气相互通应。人体之阳气会随着自然界阴阳升降而发生相应变化。通常来说，心脏疾患，特别是心阳虚衰的患者，病情多于夏季缓解，而阴虚阳盛之体的心脏病、情志病也容易在夏季加重。正如《黄帝内经·素问·阴阳应象大论》中所说："阳胜则身热……能冬不能夏。"

中医养神理论重视因时调摄，提出夏三月应"夜卧早起，无厌于日"，尽量延长户外活动时间，让身心符合阳气隆盛的状态，使心的机能得到最大限度扩展，生命潜能得到充分发挥。从治疗的角度上说，中医也有"冬病夏治"之说，例如，阳虚性心脏病容易在冬季发作，夏季内外阳气隆盛时适当调理，能起到事半功倍的功效。

肝为"将军之官"，主导气血运行

《黄帝内经·素问·灵兰秘典论》中记载："肝者，将军之官，谋虑出焉"，意思就是说，肝相当于人体的将军，掌管人体之气血运行。营血充足能滋养身体，精血充足则精神旺盛，思维敏捷，故古人认为谋虑出于肝。

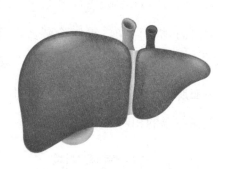

后世中医学家从《黄帝内经》所说的"主疏泄"的概念总结"肝主疏泄"，疏即疏通，泻即升发。通常情况下，人体脏腑之气的运动和升降出入遵循一定规律，肝主疏泄，就是保证气血通畅，人体各个脏腑器官和谐运作，避免脏腑气机逆乱，产生疾病。

此外，《黄帝内经·灵枢·本神》还记载："肝藏血，血藏魂"。"肝主藏血"，即肝脏有储存人体血液和调节体内血液运行的功能，肝脏好则气血足，气血足则养五脏，五脏六腑健康，人自然神采奕奕，身康体健。

从中医理论上来说，人体内的气在全身上下的疏通、生发和宣泄，都由肝系统调控。肝系统就像我们身体中的气机阀门，肝气顺则经络通畅、气血调和，肝气瘀滞则胸闷腹胀、血瘀水肿。认清肝的作用，以及它和人体其他器官的关系，才能调养进补有方。

一、肝的主要作用

1.肝主疏泄

肝的疏泄作用主要体现在它调节人的身体气机和调节情志两方面。

气是维持人体生命的基本物质，而人体五脏六腑中气的升降出入，则由肝控制。如果肝的疏泄功能失衡，出现肝气过剩等情况，则会导致人体的血液、体液出现代谢不顺畅的情况。《黄帝内经·素问·大奇论》中记载："肝壅两满，肝壅，两胁满，卧则惊，不得小便。"讲的就是肝失疏泄，导致人体气滞水停，人体中的津液不能靠气的运作排出体外，就会导致人出现水肿、小便不畅等问题。

此外，肝对人的情志也有影响。肝气顺达，则人的气血通畅、情志愉悦；肝气滞涩，人就会胸中郁结、情绪消沉；而肝气过于旺盛的人，则会有易躁易怒情况。人精神情志上的正负问题，也反映着肝的疏泄功能，而肝的疏泄功能又能影响人们的情志。《黄帝内经·素问·本病论》曾言："人或恚怒，气逆上而不下，即伤肝也。"也就是我们常说的"气大伤肝"，而一个人若是经常觉得气郁不畅，则也需要考虑是不是肝功能出现问题了。

2.肝主藏血

肝脏又被称为人的"血海"，而主藏血的意思，则是说肝脏担负着人体内血液贮藏、调节和统摄的重任。就是说，肝脏具有贮藏血液、调节血量及防止出血的生理功能。

人体活动所需血液，有一部分贮藏在肝中。血液濡养肝，使其保持功能，肝又调用血液，维持身体各部分相应功能。《黄帝内经·素问·五脏生成篇》中说："故人卧血归于肝，肝受血而能视，足受血而能步，掌受血而能握，指受血而能摄。"也就是说，如果肝藏血不足，将影响眼睛、手足等身体其他部位的健康，日常如果觉得眼睛干涩昏花、肢体常常麻木、女性月经量少等，则要注意是不是肝的问题。

所谓"人动辄血运于诸经，人静则血归于肝脏"，除了藏血功能，调节和统摄血液，也是肝的重要功能之一。正常情况下，人体各部分血液量是相对恒定的，但如果剧烈运动或情绪波动较大，人体某些部分就需要更多血液，肝就会将血液从肝运输到人体内更需要的地方。所以中医强调"起居有时"，夜晚宜静，早睡早起，让身体各部分血液流回肝脏，让肝脏得到充分的休息，才能避免受损，远离病变。

统摄血液，则是指肝脏对人体血液的约束和固摄作用，即肝脏具有控制血液循环运动的功能。简单来讲，就是对防止出血功能的控制。《傅青主女科》中说："夫肝本藏血，肝怒则不藏，不藏则血难固。"即大怒易伤肝，常生气的人最容易得肝病。如果肝功能受损，则不能藏血，肝脏对血液的统摄作用减弱，则会导致各种出血，比如流鼻血、咯血、月经崩漏等等，这都是肝气虚弱、肝阴不足导致的，血液收摄不利，凝血出现问题。

二、肝对人体其他器官的影响

肝为"将军之官"，就是说，肝是人体五脏中的将军，在五脏中具有统率与先导作用。《黄帝内经》中还说，"肝为魂之处，血之藏，筋之宗。在五行属木，主升主动。"肝主疏泄，主要对应的就是肝主升降、调度和调节全身气血及排毒的能力。可见肝脏有"牵一发而动全身"的能力，直接影响着人体其他器官的运转。

1. 肝影响肠胃功能

肝脏所供应调配的气血像人身体运转的"粮食"，而这些"粮食"的摄入、吸收和转化则需通过脾胃来完成。肝能协助脾胃进行"粮食"的调度和储备，五脏运转相辅相成，一旦肝功能受损，则脾胃工作能力就会下降，人就会出现消化不良、腹胀、便秘等问题。此外，"肝胆相照"一词，也是有中医理论依据的，一旦肝功能出现问题，不但肠胃功能受阻，人体内胆汁分泌也会受到影响，进而引发胆结石、胆囊炎等一系列疾病。

2. 肝影响眼睛

《黄帝内经》说："肝开窍于目"，用眼过程消耗的其实是人的肝血。肝血不足，则眼干眼涩，视力减退，闭目养神则有助于肝血潜藏，肝气通畅、肝能藏血，眼睛就会得到滋养。所以，用眼过度时，闭眼休息一会，让肝休息，肝血濡养眼睛，则能有一定缓解。

3. 肝通关节

因肝藏血，主筋，所以肝为人体运动能力的发源地。肝为"筋之宗"，这里所说的"筋"就是人体的关节。人的运动能力属于筋，又称之为筋力。肝部气血不足，血虚血亏都会导致人出现抓握东西不牢，手脚缺乏力量，肢体屈伸滞涩等情况。一旦生活中发现自己关节屈伸存在问题，除了"治标"检查关节，也需注意是否有肝血不足的情况。

不同于五脏其他器官，肝脏具有独特的解毒免疫作用和再生能力。实验表明，人类被切除部分肝脏后，其肝功能大多数仍正常，且休养大约 4 个月后，肝脏即可再生恢复原状。而人体中的毒素也能通过肝脏排出体外，有毒物质通过肝之后，能分解成无毒或低毒物质，这些毒害物质随胆汁或尿液能被排出人体。可见，五脏之中，肝脏确实是不怕苦、不怕累，只要我们用心调养，肝脏就能充满活力地运作起来。

脾为"仓廪之官"，气血生成要靠它

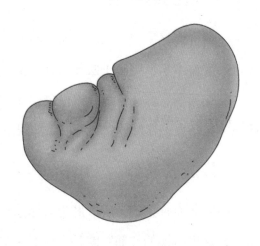

《黄帝内经·素问·灵兰秘典论》中记载："脾胃者，仓廪之官，五味出焉。"意思是脾胃就像人体中的仓库，负责饮食的摄入和为全身提供营养，食物五味阴阳靠脾胃运转，得以消化、吸收和运输。

中医中所讲的脾，并不像西医那样单指脾脏一个器官，而是指包括脾、胃、大肠、小肠等器官的综合。中医理论中，五脏与五行相对，脾属土，是五行中的脾土系统，主运化水谷和统血两大功能。肝主人体内气血运行，而这些气血的生成则主要依靠脾。脾就像人体中一座气血"生产工厂"，将人们日常从食物中摄入的营养物质，即我们所说的气血，运送到身体各个部位。

一、脾的主要作用

1. 脾主运化

脾主运化，包含运化水谷和运化水湿两个方面。运化水谷，其实就是我们常说的消化吸收过程。人们日常饮食摄取的水、谷物、蛋白质、脂肪等营养物质被食入人体之后，通过胃中胃酸进行消化，再通过脾运化精微，脾胃合作将摄入的饮食营养化为气血之后，它们才能被输送到全身各个部位。

此外，脾不但要与胃肠合作运转，还需与肺脏、肾脏等器官合作代谢，运化水湿就是脾与肺脏和肾脏合作，一起代谢人体中水湿的过程。《黄帝内经·素问·经脉别论》中记载："饮入于胃，游溢精气，上输于脾，脾气散精，上归于肺，通调水道，下输膀胱。"即，人从饮食中摄取的水液入胃后，游溢布散其精气，上行输送于脾，经脾对精微的布散转输，上归于肺，肺主清肃而司治节，肺气运行，通调水道，下输于膀胱，而多余或有害的废液则会随尿液等废液排出体外。所以，中医中又有"诸湿肿满，皆属于脾"的说法，如果人体出现浮肿、腹泻、大便稀溏等问题，则说明人体水湿代谢有问题，可能是脾的毛病。

2. 脾统血

脾统血，"统"即统摄，指的是脾能够让人体的血液在经脉中运转流动，防止血液溢出经脉之外。中医认为"脾统血者，则血随脾气流行之义也"。一些人经常出现流鼻血、月经量过多、皮下易出血等症状，这都是脾统血不利导致的。脾功能弱，则易出现这类出血、血虚症状，需注意通过食补或者医药手段健脾，避免症状恶化，引起一些与血相关的病症。

脾有统血功能，实际上是气对血作用的具体体现。脾强健者气血旺盛，口唇颜色有生气，而脾虚的人因为缺乏生血物质，容易出现血液亏虚的情况，表现在外则是面色黯淡无光、口唇苍白、爪甲淡白、腹胀食少、四肢乏力等一系列症状。反之，因脾失健运，脾虚严重者，还可能出现内脏下垂、失血失精等症状。可见，脾虚对身体的危害不容小觑。

二、伤脾与护脾

脾不但是"仓廪之官"，还是"谏议之官"，当人体气血供应出现问题，脾就会向心脏这个"君主之官"汇报身体中气血的变化，脾的"谏议"之职就开始显现。根据《黄帝内经》中"脾为后天之本，主运化，生气血"的记载，人后天身体素质和健康养生的关键在于脾胃功能，脾强劲则人健康，所以，避免做伤脾的事，关注脾的养护，对日常养生而言十分重要。

1. 紧张、过劳易伤脾

中医十分重视脾在养生方面的作用，因为脾是气血生成的源泉，养脾不但能让人精神矍铄、肌肉有力、五脏健康，甚至还能起到延缓衰老的效果。但脾的健康状况与人的情志也有关系，长期精神紧张、遭遇精神创伤，或者过度忧虑、疲劳等，都会导致肝功能异常，严重者甚至会影响生命。像人们熟知的诸葛亮逝于 54 岁，如此短寿与他常年忧思过度、操劳紧张、不思饮食致使脾胃衰弱、气血不足，息息相关。

金元时期李东垣的《脾胃论》中记载："内伤脾胃，百病由生。"如果你经常有食欲不振、恶心呕吐、腹泻、便秘等问题，说明脾已经出现状况。这些症状都是脾胃系统异常的信号，是为我们健康敲起的警钟，这时你就需要关注脾胃调养，防止脾胃虚弱而引发其他病症。

2. 护脾妙招

除了避免负面情志伤脾，在养脾养生方面，想增强脾胃的运化功能，促进脾胃生气血，我们可以从疏肝健脾、补益脾气方面来入手。

中医养生中认为茯苓、人参、灵芝、白术等药材都有补气健脾作用。比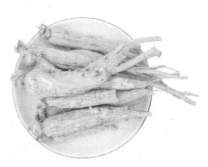如，日常可以适当吃一些茯苓来健脾，而在气血损失过多时，如某些患者患有出血病症，可以采用独参汤，即将上等人参煎成浓汁服用，对治疗气虚虚脱症状十分有效。我们日常养脾，不用多服，可以小剂量适当服用。

另外，因为脾气虚弱无力容易导致便秘，少动久坐和爱吃荤腥、饮食习惯不良的人都容易有脾胃方面的问题，可以适当吃一番茄、樱桃等补气养血食物，有助于养脾和促进体内气血通畅，缓解便秘问题。

需注意，脾厌湿腻、喜干燥，所以盛夏时节脾胃更容易出现问题，人容易产生疲倦、厌食、乏力等症状，严重者还会出现皮肤过敏、湿疹等症状。因此，长夏尤其需要养脾，可以喝点茯苓茶（土茯苓50克左右，适量水煎煮）代替日常茶饮，有健脾养胃的功效。

肺为"相傅之官"，反映全身健康状况

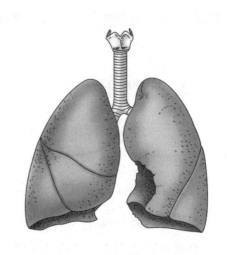

《黄帝内经·素问·灵兰秘典论》中记载："肺者，相傅之官，治节出焉。"此处将肺比喻为辅佐君王的宰相，宰相之职，协调百官，朝中大小事物了然于胸，这正像人身体中的肺一样，五脏六腑状态都在肺上有所反应，周身血脉也汇集于肺部再分散遍布全身。"治节"是节制、调理的意思，即指肺辅助心脏治理和调节全身气血。

中医有"肺朝百脉"之说，意思是身体百脉都要朝向于肺，全身的血液都通过经脉而交汇于肺。中医号脉也是号在肺经之上，通过判断肺经情况，把握全身五脏六腑的盛衰状态。肺在五脏六腑之中地位居高，也是因为肺的好坏能反映一切身体状况，肺在人体气血运行、机能运转中，具有重要功能。

一、肺的功能

1.肺主气，司呼吸

肺的健康与否，决定着人的呼吸质量，因为肺主气，司呼吸，人全身气机的调畅，都由肺调配。肺主气分为两方面，一是主呼吸之

气，肺帮人从自然中吸进氧气，呼出二氧化碳，保证人体血液中氧气的供给；二是主一身之气，即主持和管理人体内气体的交换、运转，改善体内气的环境。而肺对气这两方面的主理，都属于肺的呼吸功能。所以，当肺功能出现问题，人会觉得呼吸不畅，易出现咳嗽、胸闷、呼吸急促等症状，这都是肺的呼吸功能受阻之症。

2. 肺主宣发和肃降

肺主呼吸的功能是依靠肺气的宣发和肃降来实现的。所谓宣发，指的是肺将体内气向上、向外发散的生理功能，通过宣发气的过程，能排出体内浊气，以气促进体内血液、津液、水谷精微等物质分散到全身，进一步滋养其他脏腑器官，宣发是卫气调节的过程。

所谓肃降，则是指肺具有排毒排异的功效，清肃和下降内肺部毒素和异物，让人的呼吸能保持平稳顺畅。人体中的水液在肺气的作用下持续向下输送，最后通过肾脏、膀胱，转化为尿液排出体外，就是肺肃降的作用。肺的宣发和肃降功能，让人体中的水液保持代谢平衡，排出体内异物、毒物，是人体中的过滤系统。

3. 肺主皮毛，皮毛为肺的外延

皮毛，包括皮肤、汗腺、毫毛等组织，是一身之表。肺的宣发功能，能让体内的气血和津液运输到皮肤、毛发上，皮毛受到气血滋养，皮肤细嫩柔滑，毛发柔顺光亮。如果肺经气机过盛，血液循环加快，人就容易出现脸色红热、易过敏症状，而肺经气机不足，则皮毛暗淡，缺少光泽。所以，肺气不但能够温养肌肤毛发，也是皮毛抵御自然的屏障，养肺气，也就是养肤护发。

4.肺朝百脉，主治节

人体全身百脉汇聚于肺，人全身气血的运行，就依赖肺的推动和调节，肺气充足，则心血运行通畅。肺为"相傅之官"，心为"君主之官"，因此肺可辅助心脏，治理和调节身体中气、血、津液、脏腑功能，让呼吸、血液运行、气体交换、津液输布、异物毒素排泄都得到适时调节和管理。所以，肺好，呼吸则畅，毒素不堆积，人也气色好。

二、养肺护肺小妙招

中医认为，五脏之中"肺为娇脏"，最容易受到外界侵袭。这主要是因为肺与呼吸、毛发都相通，外界有温邪外侵、风寒燥湿外侵的时候，肺都最先受冲击，易受伤害，容易引发咳嗽、气喘、失音、肺痨等病症。虽然肺很娇贵，但日常养肺护肺也有一些小妙招，我们日常坚持，也有助于保护肺的健康。

1.笑可清肺

平时多大笑，就能达到清肺的目的。因为笑的过程中，人的胸肌得到伸展，肺活量增大，肺气宣发，人呼出浊气、吸入清气，不但能祛除抑郁、恢复体力，还能加速人体内血液循环，让心肺气血得到调整，获得稳定的情绪。

2.坚持运动，腹式呼吸

跑步、跳绳、做健身操等运动，都能强化肺脏功能，预防肺部疾病。在运动中，我们还可以学习腹式呼吸，即吸气的时候腹部凸起，吐气的时候腹部压缩，调动腹部的力量呼吸。这种腹式呼吸方式有健肺作用，相比胸式呼吸只用肺的小部分工作，腹式呼吸能让整个肺部动起来，使人能呼吸进更多的氧气。人体摄入氧气充足，自然精力充沛，身体健康，肺在日积月累的锻炼下也会更加强健。

肾为"作强之官"，精气神好坏都由它做主

《黄帝内经·素问·灵兰秘典论》中记载："肾者，作强之官，伎巧出焉。"意思是肾脏能保持人体精力充沛、强壮矫健，所以称为"作强"之官，人的智慧和技巧，都是从这里产生的。《黄帝内经·素问·上古天真论》中说："精少，肾脏衰，形体皆极。"可见，肾脏健康与否，决定着人先天身体状况。《黄帝内经·素问·金匮真言论》也说："夫精者，生之本也。"意思是，肾精是一个人的生命的根本，肾精是否充足，也决定了人后天体质强弱和寿命长短。正因为人的精气神都由肾影响，肾精盛，则人神清气爽、面目有神，所以，肾也被称为"作强之官"。

肾脏位于人体脊柱两侧，腰部中间，左右各一，与输尿管、膀胱连接，人体的血液每天要通过肾过滤，人体中的废液、毒素，也要经过肾脏，形成尿液，排出体外。如果将人的整个身体比作一座生生不息运转的工厂，则肾脏就像是这座工厂中的"清洗车间"。肾脏在人体新陈代谢和机体运转中，可谓意义重大。深入了解肾脏在人体中的作用和功能，我们才能知道如何养肾更健康。

一、肾的功能

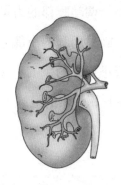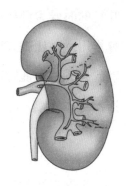

中医和西医对"肾"的定义并不相同，西医中的"肾"指的只是肾脏一个器官，而中医对"肾"的定义则是肾系统，是"先天之本"，对人体其他五脏六腑器官都有影响。中医认为，肾主要有以下九大功能。

1. 主藏精

人有"精气神"，就会底气足、神气旺，这里的"精"，说的就是人体中的肾精，是人生命中的重要物质。人的生命由先天之精孕育，靠后天之精滋养。先天肾虚会影响生育能力，后天肾虚，则会气色萎靡、腰膝酸软。比如男性房事频繁，则会出现精气不足现象，禁欲一段时间，给肾脏休养生息的时间，则又会精力充沛。由此可见，肾精足才能神气旺。

2. 主生长发育与生殖

人体生长发育需要肾气的推动和催化。《黄帝内经》中关于"女子七岁肾气盛，齿更发长；二七而天癸至，任脉通……"的记载，描述的就是肾气作用下女子的生长发育。如果人的肾气不足，则会导致发育迟缓，严重肾虚则可导致不育情况，影响生殖能力。

3. 主骨、生髓、通于脑

人体骨骼的营养来自于骨髓，骨髓则是肾精转化而来，所以说肾能主骨、生髓。而人的大脑又是由脑髓组成，脑髓也由脊髓、骨髓汇集而来，归根结底而言，肾精是骨髓的根源，也是脑髓的根源。所以，儿童智力问题和老年人痴呆病症，在中医治疗中，着重补肾。

4. 主水液

人体水液代谢的调节，虽然与肺、脾、肝、肾等多个脏腑有关，但起主导作用的是肾。肾主水液，主要是从两方面来讲，一方面是肾有代谢人体中的水液，而后排泄出去的能力，也就是我们熟知的泌尿系统；另一方面是肾也能保存人体中的水液，也就是"藏"的功能。肾主水液作用，主要依赖于肾阳气的蒸化。

5. 主纳气

肾主纳气是指肾具有摄纳肺所吸入之清气而调节呼吸的功能。虽然人的呼吸主要由肺主理，但是整个呼吸过程离不开肾的参与，以防止呼吸表浅，保证体内外气体的正常交换。肺吸进来的气，会下达到肾，肾脏纳气，人的呼吸才能平稳，呼吸系统才能循环往复运转起来。

6. 肾藏志

"心藏神""肺藏魄""肝藏魂""脾藏意""肾藏志"，称为"五脏藏神"。"肾藏志"的"志"，指思维活动、记忆力或意志力。上面说过肾主骨、生髓、通于脑，肾与脑功能是相连通的。一个人肾气虚弱，则记忆力衰弱或意志力消沉，思维迟缓，自然志向不高、心态不好，所以肾藏志，志向高远与否，与肾气息息相关。

7. 肾开窍于耳及前后二阴

肾主耳，人的听力好坏是由肾决定的，年纪大了之后听不清，可能是肾精不足导致的。如肾阴虚导致耳鸣。

肾主前后二阴，前阴是排尿和生殖的器官，后阴是排泄粪便的通道。也就小便（溺窍）、生殖（精窍）和大便（肛门）问题。肾虚不但导致泌尿和生殖问题，也可能导致便秘及腹泻。如"五更泻"症状就是因为肾虚，导致每天五更天就容易起来拉肚子。

8. 肾主恐，恐伤肾

人的喜怒哀乐等情志影响五脏健康，而肾主恐，肾亏肾虚的人就容易惊恐。反之，养肾补气之后，人的肾功能健康，则又会胆大有魄力，不会易受惊吓。

9. 其华在发

《黄帝内经·素问·六节藏象论》中提到："（肾者）其华在发。"肾功能影响人的毛发，肾精充足，就不易出现白发，且头发茂密有光泽，人也更精神。而肾精不足，肾虚气弱，则人的头发就会枯槁、变白、脱发。所以，毛发归于肾，肾的好坏左右着我们的毛发。有白发早脱症状的人，则需要注意补肾。

二、肾病信号

肾在人体中肩负着非常多的功能，是人体至关重要的器官。然而，很多时候，我们经常忽略肾脏健康情况，因为肾脏疾病不容易察觉。一些肾功能异常，经常被大家认为是简单的身体亚健康现象而未加以重视，一旦发现，肾病就已经到了较为严重的程度。所以，我们一定要关注肾病信号，了解哪些症状会说明肾脏出现了问题，做到早发现、早养护、早治疗。

《黄帝内经》中有大量篇幅总结了肾病早期信号，归纳出来，大致有以下十点。一旦发现自身有如下症状，可以及时就医检查，确认是否为肾病。

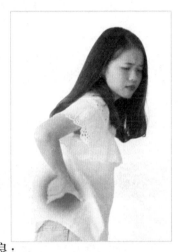

1. 精神不振、浑身无力；

2. 腰膝酸软、腰部疼痛；

3. 耳鸣和听力减退；

4. 性能力下降；

5. 尿多、尿频，身体水肿；

6. 畏寒怕冷、手脚冰凉；

7. 脱发、少白头、头发干枯无光泽；

8. 骨质疏松、牙齿松动、骨骼发育不良；

9. 呼多吸少，动辄气喘；

10. 记忆力减退，容易健忘。

一旦经常出现以上十种症状之一，就要注意是否是肾在向你发出求救信号，需要及时就医检查，确认自身肾健康情况，避免耽误肾病。

第 **5** 章 **心主血，养心就是养精神**

你能读懂心脏的求救信号吗？

生命的动力来自心跳，心作为人体动力的中心系统，调动气血运行于周身，像发动机一样为身体提供源源不断的力量。可以说心脏搏动状态影响着人的生命状态，健康的心脏是人体生理活动的保障。但是，很多时候我们无法判断心是否存在亚健康问题，很大一部分人要等到感觉身体出现心慌、心悸、心绞痛等一系列明显症状时，才会关注是不是自己的心出现问题，而往往到这样的时候，病症已经由表及里，发展至较为严重的程度。

中医将人体一切病症概括为两类，即外感病和内伤病。自然界的风、寒、暑、湿、燥、火、疠疫之气引发的病症为外感病，又称为"外感六淫"。这些病症从人体外部浸染，由轻到重发展至人体内里，能影响五脏健康。而内伤病则是由人体内部机体运转不畅所导致的，如情志起伏、饮食不当、过度焦虑疲劳等因素，会导致气血失调，造成五脏病理变化，出现内风、内寒、内湿、内燥、内热等问题，而心为五脏六腑之主，内主血，外合周身之脉。无论外感病或是内伤病，都会牵连心神，影响气血，进而阻碍人体正常生命活动。所以，关注自身外感与内伤的一切变化，了解不同症状发出的心脏求救提示，我们才能更早发现心脏问题，调养护理好心这个"君主之官"。

以下几种症状都是心脏的求救信号，如果在日常生活中，发现自身有下列表现或症状，就需要注意是否是心脏出现问题。

一、面色憔悴淡白或晦暗青紫

当人的心功能正常时，则气血充足，外在表现即面色红润、目光有神、表情舒缓、情态自然，这正合《黄帝内经》中对"心者……其华在面"的描述。一个人外貌色泽光华有神，心功能必然健全。反之，如果外貌上存在脸色淡白、形容憔悴、表情淡漠的情况，则说明这个人心血不足。而如果面色已经发展为青紫，则说明已经心血瘀阻，心脏有较为严重的问题，不能为周身气血运转提供动力。

二、舌现瘀斑

中医讲究望、闻、问、切，观察患者舌体情况，通过舌色浓淡、舌体胖瘦、舌运动灵活程度来断症，是较为惯常的操作。因为心主血脉和神明，通过以上对舌头颜色、形态和功能的一系列观察，可以判断心功能是否正常。健康人的舌质一般是红润柔软的，且舌运动灵活、语言清晰、声音洪亮，如有某方面不正常，则可能是心脏出现问题。尤其，当发现舌黏膜出现瘀斑、瘀点时，就需注意是否为冠心病等较严重的心脏疾病。舌现瘀斑说明人体气血瘀滞，血液循环缓慢，不及时调理，恐会引发更严重的心脏疾病及并发症。

三、下肢浮肿

如发现脚踝或者小腿出现浮肿情况，手指按压下肢呈现凹陷，且无法立即恢复，则需注意是否为"心源性水肿"。当心功能出现问题，气血无法由心脏运行至身体各处，人体内血液循环阻滞，气血在重力作用下滞留于下肢，就会产生水肿症状。一般水肿会先出现在脚踝，并由下至上，逐渐发展至全身。所以，一旦发现下肢水肿，应尽快就医，检查判断是否是心脏问题导致。

四、心悸

当患者感到心跳加快，且搏动力度变强，并伴有心前区不适感，则属于心悸症状。心悸患者心中悸动症状存在不能自主情况，无论是内因还是外因导致心脏搏动的频率异常、节律异常，都要注意是否是心悸症状，如症状频繁，则需要就医检查。

五、疲劳失眠

《血证论》中说："烦者，心不安也，心为火脏，化生血液……火降则心宁也。"现在人生活压力大，很多人存在心烦、疲劳、失眠，甚至极度疲劳却不思睡眠的情况。这些症状很多时候也是心功能异常导致的。心中郁闷烦热，说明心火旺，而觉得疲劳没力气，则是气血不足。心火旺需清心降火，血气不足则需补气养血，无论补和养，都需要从心开始，关注心脏的补养之道。

六、胸闷疼痛

一些心脏病在发病前，患者会出现胸闷、疼痛等症状，且疼痛症状不一定出现在心脏上，而肩颈、背部上侧、胸骨、上颌等部位疼痛，都可能是心脏疾病引起的。如日常发现身体这些部位疼痛，或经常存在胸闷症状，则要注意是否有冠心病或其他心脏疾病的可能，最好及早就医检查。

红色食物能养心护心

中医中有五脏对应五行的学说（即肝、心、脾、肺、肾分别对应木、火、土、金、水），又认为五色食物可对应滋养五脏。如心属火，为阳，而红色属火，亦为阳，可与心相通。食用红色食物，能够增强心阳和心气，补益心血，对有心阳虚弱症状或心气不足的人群大有裨益。

实际上，从西医研究角度而言，红色食物一般具有较强的抗氧化性，能够提高人体的免疫力。多吃红色食物，有助于促进血液和淋巴液的生成，且红色食物消化、吸收、转化后，可入心血，也有益气补血方面的功效。

而从营养学角度分析，红色食物中大多含有优质蛋白和丰富矿物质、维生素，在补铁、促进皮肤细胞再生、抗衰老等方面有作用。比如，人在伤风感冒时，身体易受病毒入侵，多吃红色蔬菜胡萝卜，能增强免疫力，加速感冒痊愈；患有缺铁性贫血和易疲劳人群，可以多吃一些大枣，对补气益血、预防疾病恶化有帮助；患有心血管疾病的人群，也可以多食用番茄、草莓等红色食物，这类食物富含番茄红素、鞣酸，在抗氧化、抗炎、保护细胞等方面有食补效果，坚持食用能保护心血管，起到养心护心效果。

下面总结一些生活中常见的红色食物及其养心功效和食用方法，多吃这些红色食物，对防治心血管疾病大有好处。

一、红色水果

1. 石榴

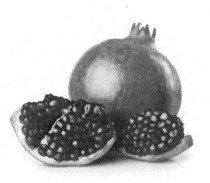

石榴性温，味道甘、酸，营养丰富，不但酸甜可口很美味，还有养心活血、降低胆固醇、预防心血管疾病的功效。想养心护心的人群，日常可以直接食用或者榨石榴汁饮用，但需注意，石榴容易引起上火，所以不宜一次性吃太多，每次吃半个左右比较适宜。

2. 草莓

草莓性凉，味道甘、酸，并含有丰富的维生素 C、苹果酸、柠檬酸、胡萝卜素、果糖、葡萄糖、矿物质等营养物质。青少年食用草莓能促进生长发育，中老年人食用草莓能预防冠心病、动脉粥样硬化。草莓这种水果保存相对困难，建议直接鲜食，要保持新鲜，避免存放太久再食用，否则影响口感和营养价值。

3. 荔枝

荔枝性热，味甜，具有生津止渴、养心清肺、健脾益胃的功效。对缓解食欲不振、阴虚火旺、心神不安、汗出不宁等症状有作用。但荔枝易上火，不宜过多食用，尤其患有出血病症、急性炎症、伤风感冒、痤疮便秘等人群，应少吃荔枝，食用过多容易加重病情。

荔枝除了生食之外，还可以做成果茶或者入菜。用红枣加干荔枝肉煮水，每天食用，能缓解心烦失眠；用鸡胸肉、荔枝肉、红黄彩椒做成荔枝鸡球，能开胃健脾，缓解心神不安。这些都是养心补心有益的日常饮食。

二、红色蔬菜

1. 番茄

番茄性微寒，味道甘、酸，具有健胃消食、清热凉血的功效，而且番茄中含有丰富的番茄红素、维生素A、柠檬酸、苹果酸、果胶等，这些营养成分有助于软化血管、缓解油腻、通血排

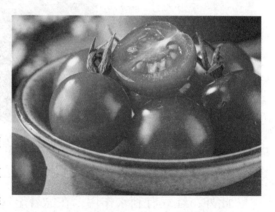

毒、改善视力，对心血管疾病的预防和缓解有帮助。此外，番茄还有美容养颜功效，女性多吃番茄有助于养成白皙肤色。番茄既可以当水果直接鲜食，也可以当蔬菜做成菜肴，番茄炒蛋、番茄牛腩汤等，都是很好的养心饮食。

2. 胡萝卜

胡萝卜有通畅血管、护心养心的功效。高血压眩晕患者食用可疏风清热、扩张血管、降低血压。这主要是因为胡萝卜中含有丰富的维生素 A 和胡萝卜素，这些营养对降低胆固醇、预防心脏疾病很有功效。但烹饪胡萝卜时应注意不要加醋，醋会破坏胡萝卜素，影响胡萝卜的营养价值。菊花胡萝卜汤、玉米胡萝卜牛蒡汤等饮食，都对心血管有养护作用。

三、红色豆类

1. 红豆

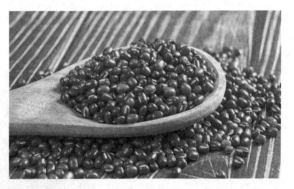

红豆性平，味苦，含有丰富的粗纤维物质，具有清热解毒、活血理气的功效，还能补血行气、补充人体所需的铁质。常吃红豆不但能清心火、补心血，还能降压降脂，提升心脏功能活力。所以，李时珍又将红豆称为"心之谷"，强调的就是红豆的护心养心功效。

此外，红豆有利水作用，在酷暑湿气重的时节，心易阳气不足，人易脾虚水肿，这时节多吃红豆，能缓解和预防人体湿气重、水肿等问题，加速身体中的湿气和水向外排出。红豆薏米茶、红豆粥等食物，都适合夏季食用。需要注意的是，尿频者、消瘦者不宜多吃红豆，容易加重尿频症状。

2. 花生

花生性平，味甘，且含有丰富的不饱和脂肪酸、卵磷脂、胆碱，食用有助于降低胆固醇，预防和治疗动脉粥样硬化、冠心病等疾病。花生不但可以直接食用，也可入菜，比如宫保鸡丁、凉拌菠菜等菜品中，均可加入花生，但花生热量较高，不建议过多食用。

除了以上红色的蔬菜、水果和豆类等之外，像红薯、山楂、红枣、红米、樱桃、老南瓜等红色食物，均有养心护心功效，日常遵循平衡营养饮食规律适当食用，都对心脏疾病的预防和缓解有帮助。

苦味食物能泻火清心

《黄帝内经》中记载"苦入心"，能够"除邪热，祛污浊，清心明目，益气提神。"苦味食物属阴、性寒，入心经。中医认为吃苦味食物能燥湿降阴、疏泄祛湿，帮助人体内维持阴阳平衡状态，让心脏有序带动气血运行。因为心属"火"，而苦味食物恰能清心泻火、提升心气。

研究表明，苦味食物有增加血管壁和心肌弹性的作用，心血管弹性增加，气血运行通畅，心自然能保持生机，得到润养，高血脂、高血压、动脉粥样硬化等疾病也能得到防治。所以，适当吃"苦"，就是为保心护心提供营养。

以下常见苦味食物都有泻火清心功效，日常适量食用，有益调养心脏，预防心脏疾病。

一、苦瓜

苦瓜味苦，性寒，《本草纲目》中说，苦瓜可"除邪热，解劳乏，清心明目"。中医认为，苦瓜能养气益血、清热消暑、消炎退热、利尿活血，还有排毒养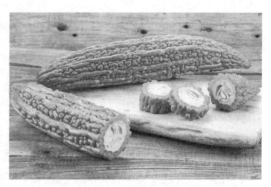颜和美容功效。适当食用苦瓜，不但能解决人们火气上涌、心神难安的症状，还可预防心血管疾病，调理"三高"（高血压、高血糖、高血脂）症状。

苦瓜味道微苦，食用时会刺激人体分泌更多唾液和胃液，去火开胃。但是很多人并不喜欢苦瓜的苦味，我们在烹调苦瓜时，可以清炒或煲汤，熟食苦瓜，能稍微降低苦瓜中的苦味。但要注意避免过度加热，破坏苦瓜中的营养成分，凉拌苦瓜更能保持其营养价值，是更为健康的食用方式。

二、莲子心

莲子心性寒，味苦，具有清心安神、交通心肾的功效。中医认为，食用莲子对五脏有补益作用，能通气血、疏经脉，养心补脾、止泻固精。尤其对阴虚火旺导致的失眠，以及心气不足导致的心肾不交问题，莲子心都能起到缓解。

研究表明，莲子心中含有大量莲心碱、荷叶碱等生物碱成分，还含有黄酮类成分，这些成分能降血脂、抗氧化、强心、消炎，对缓解心律不齐有帮助。

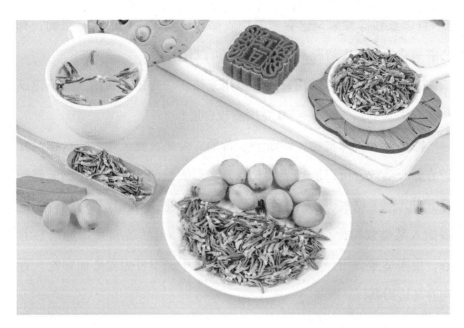

很多人接受不了莲子心的苦味，也可以用莲子代替，虽然其功效不如莲子心有优势，但也有相似的养生价值。一般我们可以用莲子心泡茶，或用莲子煮粥煮糖水，都是较适宜的养心食用方法。

三、蒲公英

蒲公英性寒，味苦，有清热排毒、利尿利湿、养心安神的功效。作为路边常见的野菜，蒲公英的药用价值却比较高，中药中经常会加入蒲公英，用于清热散结、解毒祛湿。

日常食用蒲公英，可以采取泡水泡茶的方式，但要注意，腹泻期间避免饮用蒲公英水，其利湿效果可能会加重腹泻。

四、苦杏仁

苦杏仁性微温，味苦，食用可缓解压力、调节情绪、养心护心。苦杏仁中含有较为丰富的维生素和矿物质，比如维生素 B2、维生素

E、锌以及镁等元素，这些营养物质都对消除体内自由基有帮助，有心脏病或心脏健康情况不良的人群，可以食用。

苦杏仁可以煎汁饮用，还可以用来烙饼、煮粥、煲汤。但不建议一次食用太多，一般 5 ~ 10 克用量较合适。

除了以上苦味食物，像苦荞、苦菊、苦菜、栀子等苦味食物都有护心养心功效，可以适当食用。但需注意的是，虽然五味食物能够补益五脏，但是饮食讲究适量，过犹不及，食物并不能代替药物，如过多摄入某类食物，反而可能损害五脏健康。虽然苦味食物能清热养心，也需适量食用，可适当加入日常饮食中，不可为养心而多吃，否则容易适得其反。

五款养心安神的食疗方

养心护心除了依靠药物，日常的食补也十分关键。养心护心的饮食要注意"三低"，即低脂肪、低热量、低胆固醇。日常生活中很多食材，比如茄子、洋葱、大蒜、杏仁等，都有养心护心功效。针对心悸失眠、盗汗多梦、心神不宁等症状，我们还可以有针对性进补一些养心安神食疗方。下面介绍几个有养心安神作用的家庭食疗方，供有养心需求的人群日常食用。

桂圆当归猪腰汤

【材料】桂圆 30 克，当归 10 克，猪腰 150 克，盐少许，适量红枣、生姜片。

【做法】桂圆、当归、红枣洗净；猪腰清洗后切开，并摘掉其中的白色筋膜，再焯水去血沫，之后捞出切块备用；锅内加入适量清水，以上所有食材放入锅中，大火烧至滚开后，再小火煲煮2小时，出锅后加入少许盐调味即可。

【功效】桂圆性温，味甘，归心、脾经，有养血安神、补虚益智功效。此桂圆当归猪腰汤有补血安神、养血益气功效，对心慌心悸、失眠多梦、盗汗遗精、月经不调、肾亏阴虚等症状有较好的食疗作用。

百合枣仁粥

【材料】百合30克，酸枣仁15克，粳米100克。

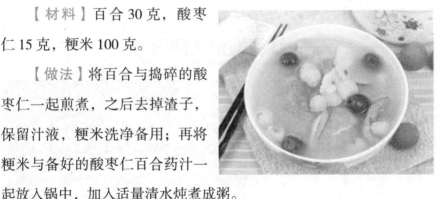

【做法】将百合与捣碎的酸枣仁一起煎煮，之后去掉渣子，保留汁液，粳米洗净备用；再将粳米与备好的酸枣仁百合药汁一起放入锅中，加入适量清水炖煮成粥。

【功效】酸枣仁性平，味甘，有宁心安神、养肝、敛汗的作用，还能催眠、镇痛、降温、抗惊厥，对治疗惊悸怔忪、虚汗烦渴、盗汗、不眠均有作用。此食疗方日常食用，有助于清心安神，能缓解心阴不足引发的心烦、发热、失眠、盗汗等症状。

柏子仁炖猪心 🔥

【材料】柏子仁15克，猪心1个，适量盐、葱花、料酒、生抽。

【做法】猪心洗净，切厚片，热水焯一遍去血沫，加水，放入锅中先大火烧沸，再小火炖煮20分钟；再将柏子仁加入锅中，配适量葱花、料酒、生抽、盐等调味料炖煮，至猪心熟烂即可。

【功效】柏子仁性平、味甘，入心、肝、肾、大肠经，有清新除烦、养心安神的功效。猪心有养血安神、补血作用。此食疗方能补足心血、安定神志、润肠通便，对阴虚精亏、身体劳损、心率过快、惊悸失眠等症状有食疗效果，食用可缓解失眠多梦、心神不宁、便秘等症状。

红枣枸杞鸡汤 🔥

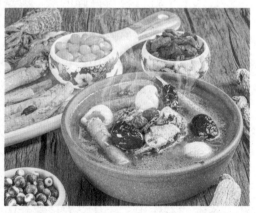

【材料】红枣30克，枸杞20克，鸡肉300克，党参3根，适量盐、香油、胡椒、料酒、葱、姜。

【做法】红枣、枸杞、党参洗净，鸡肉焯水备用，葱、姜等配料洗净切段；将以上食材一起加入锅中，加水、加料酒大火炖煮10分钟，再小火炖煮15分钟，关火后加入盐、胡椒、香油等调料即可。

【功效】红枣性温，味甘，归脾经、胃经，有益气生津、补血养心功效，有助于人体气血津液不足、心悸怔忪等症状的缓解。此食疗方能补血和胃、补虚益气、美容养颜，对气血不足、心悸失眠、脾弱便溏等症状有食疗功效。

蜂蜜灵芝水

【材料】灵芝 15 克，蜂蜜少许或冰糖。

【做法】将灵芝洗净，加清水小火煎煮 2 小时左右，将煎煮后的汁水，适量加入蜂蜜或冰糖，即可饮用。也可直接将灵芝用沸水冲泡饮用。

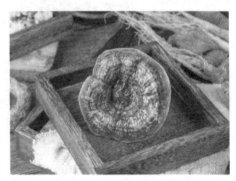

【功效】灵芝性平，味甘，归五脏五经，具有养心益智、补气安神、抗老抗衰、止咳平喘的功效。此灵芝水作为食疗方饮用，能补心血、安心神、益心气，对气血不足、心神失养导致的失眠多梦、惊悸、健忘、身体疲乏、神思倦怠、不思饮食等症状有缓解作用。

第6章　肝藏血，养肝就是气血通

这些肝脏的求救信号你知道吗

　　肝负责疏泄藏血，肝健康则人全身气血运行通畅，情志畅达。如果肝受损或出现问题，则人会有气滞血瘀、气血郁结、疲劳不适的症状。然而，很多人并不知道如何分辨肝脏是否出现问题，往往对肝脏发出的"求救信号"视而不见。《黄帝内经·灵枢·本脏篇》说："有诸形于内，必形于外。"即，人体内部五脏六腑任何器官出现问题，一定会在身体外部有所显现。肝脏是否健康，从下面这些身体外在表现上，我们就能迅速辨别。

一、面色暗沉发黄

　　面色暗沉发黄虽与脾胃虚弱和气血不足关系较大，但归根结底是肝的问题。肝主藏血，肝藏血能力不足，面部皮肤组织得不到足够气血的滋养，自然暗沉发黄。医学检验中，肝脏功能异常会导致胆红素代谢异常，引发黄疸，其症状即为皮肤、巩膜等组织发黄，且严重情况时，会导致尿液、泪液、痰液均发黄。

同时，肝血不足或者肝火过旺都会影响气血运化，而脾胃主气血生化，肝功能异常会导致脾胃消化吸收能力不足，气血生成和转化受阻，自然影响面色。

二、易躁易怒

中医认为，肝"在志为怒"，肝存在问题，会阻碍肝的疏泄功能，肝气瘀滞，就会导致人情志不顺，外在表现即为暴躁易怒、情志抑郁。同时，情绪也对肝有反作用，当我们暴怒、急躁时，也会导致肝被伤害。

三、四肢乏力

"肝主筋"，人体全身的筋膜都由肝主导，肝血充足则筋受濡养；反之，肝功能异常，肝气不足，人身体的筋膜就会行动滞涩、动力不足，人就会有四肢乏力、身体有气无力的感觉。《黄帝内经·素问·五脏生成篇》也讲过"足受血而能步，掌受血而能握，指受血而能摄"，说的就是肝与人四肢筋脉的关系。经常四肢乏力，就需关注是否是肝出现问题。

四、口苦眼干

觉得眼睛干涩、口中有苦味，可能是肝出现问题。《黄帝内经·素问·奇病论》中有"胆虚气上溢，而口为之苦"的说法，这是因为肝气不顺，会导致胆经阻塞，一部分胆汁就会回流进胃中，而胃和口腔连通，人就会有口苦的感觉。

眼干则是由于"肝开窍于目"，而"眼为肝之外候"，一旦肝出现病变或者肝郁气滞等问题，眼睛就容易干涩，会有视物不清等症状。

五、异常出血

当身体出现异常出血状况，比如牙龈出血、眼底出血、流鼻血等症状，且出血后止血缓慢，要考虑是否为肝功能异常。肝主藏血，肝功能异常会导致人体藏血能力变弱，血液易从血管中溢出，就容易出现上述异常出血症状。而出血后，血液又不能及时流回肝脏，止血也就变得缓慢。

此外，皮肤出现不明原因的青紫瘀痕，则可能是慢性肝病，导致皮下出血呈现瘀痕。

六、食欲不振、恶心、呕吐

"肝胆相照"的原因，肝如果出现问题，就会影响胆汁分泌，导致胆功能受影响，其外在表现就是不思饮食、食欲不振、消化不良，尤其还会对油腻食物抵触，食用油腻食物可能产生恶心、呕吐等症状。发现经常性食欲不振或者恶心呕吐，就需就医检查是否为肝功能问题。

七、指甲暗淡、脆弱

中医认为"肝者……其华在爪"，肝出现问题则会引起手指甲、脚指甲颜色暗淡、指甲脆弱，甚至易萎软、易断裂。如果发现手指甲或脚指甲出现异常问题，则需要就医检查。尤其是当指甲颜色或者形状、形态出现严重异常时，说明肝脏问题已经恶化，有较严重的肝病，需要及时就医治疗。

除了直接觉得肝脏疼痛外，身体外部各种体征表现都能显示肝的健康情况，一旦发现肝脏的"求救信号"，一定不能忽视，早发现，早就医，才能有效避免肝病恶化。

丑时熟睡最养肝

清代吴瑭的《温病条辨》中说："肝主血，肝以血为自养，血足则柔，血虚则强。"人在睡眠时，血回归于肝，滋养肝脏，促进肝细胞修复，经过一段时间的深度睡眠，肝脏新陈代谢、解毒能力、再生能力都能得到提高。所以，休息睡眠好，肝血充足，肝气旺盛，肝自然健康。那么，每天什么时候睡觉最养肝？我们应该怎么睡，才更有利于肝脏健康呢？

中医讲究"子时丑时宜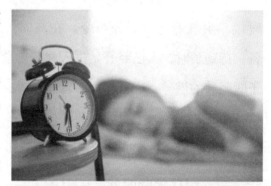
酣睡"，认为子时和丑时睡觉更有利于五脏修复，保持健康。很多人听到这种说法，就认为睡"子觉"养肝，其实这种认识并不全面。因为，人的睡眠不是一蹴而就的，而需要经历一个由浅层睡眠到深度睡眠的过程。实际上，丑时保证深度睡眠，进入熟睡状态，对养肝护肝最有利。而"子丑觉"只是提示我们，最好从子时就开始睡眠，这样才能达到丑时熟睡的状态。丑时熟睡最养肝，早睡还需亥时起。

一、最佳入睡时间——亥时

亥时，指 21:00 ~ 23:00 期间。中医建议睡眠宜早，最好从亥时，即 21 点开始入眠。

中医认为，亥时至丑时（凌晨 1:00~3:00），也就是夜晚 21:00 到凌晨 3:00 之间，是阳气潜伏、阴主静养的时间段，遵循这一自然规律入睡，更有益健康。

人体在白天吸收太阳和水谷能量，夜晚五脏就会把水谷精微能量转化为气血，滋养体内细胞。如这段时间不开始休息，细胞得不到休养生息，无法顺利进行新陈代谢，五脏器官就会受损，人不但易衰老，还易生病。

二、最佳酣睡时间——子时

子时，指 23:00 ~ 凌晨 1：00 期间。此段时间是全天阴气最盛的时段，阴气养肾，胆经当令。在亥时（21:00 ~ 23:00）做好入睡准备，待到子时，人已经开始进入酣睡阶段，睡眠程度加深，肾气得到子时阴气的滋养，心肾相通，肾得滋养，肾水不亏，则能避免心火旺盛。而胆经当令，子时酣睡照顾好胆经，更有利于胆汁更替，肝胆相通，则肝气血充足，肝的疏泄功能不受影响。

三、最佳熟睡时间——丑时

丑时，指凌晨 1:00 ~ 3:00 之间。此时肝经当令，气血从胆经运行到肝经，肝血处于全天最旺盛的时候，这时人如果陷入深度睡眠，五脏及全身都能得到充分的休息。对此，《黄帝内经·素问·五藏生成篇》说："人动辄血运于诸经，人静则血归于肝脏。"即，人在深度睡眠时，全身处于静止，活动量减少，周身需要气血也减少，血归于肝，就能更好地滋养和修复肝脏。相反，如果这段时间熬夜不睡，则人处于活动状态，周身血液需供给各器官活动所需气和能量，肝不藏血，就得不到修复，也无法行使排毒解毒功能，会导致毒素在体内淤积。长此以往，肝脏就会损伤，人体也易引发各种疾病。

现代人生活节奏快，工作压力大，有时候熬夜不可避免。针对这样的情况，我们也可以适当采取一些补养措施，尽量维护肝脏健康。比如，即使必须熬夜，也可以在凌晨1点到3点期间小睡一会，给肝脏短暂休养的时间；或者多吃一些含维生素A、蛋白质的食物，比如动物肝脏、蛋黄、牛奶、豆制品等，这些营养物质有助于滋养肝脏；还需注意多喝水，防止肝火旺盛或肝燥，用饮水来补充熬夜损伤的体内阴液，也有助于护肝养肝。

青色食物疏肝气、养肝血

《黄帝内经·素问·金匮真言论》记载："东方青色，入通于肝。"肝之色为青，说的就是，青色食物在疏肝气、养肝血方面有显著作用。中医五脏对应五行，五色食物又对五脏有滋养作用，青色代表万物初始，草木茂盛、植被生长之色都为青色，青为生机之色，食用青色食物，不但能帮助排除肝毒，倾泻肝火，还能舒缓情绪、缓解紧张心理。

生活中常见的新鲜蔬菜，如菠菜、芹菜、芦笋、空心菜、西蓝花等，都有养肝血、疏肝气作用，还有苦瓜、绿豆等绿色食物，也对护肝有益。下面就为大家介绍一些适合日常养肝食用的青色食物。

一、菠菜

《本草纲目》中这样记载菠菜："通血脉，开胸膈，下气调中，止渴润燥，根尤良。"说的就是菠菜在活血行气、滋补气血、降火润燥方面的食疗功效。

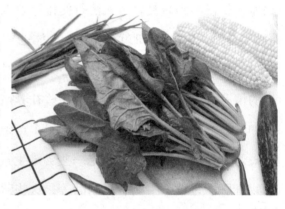

菠菜性凉，味甘，入大肠经和胃经，不仅能补血止血、止渴润肠、滋阴平肝，更能缓解肠胃中的热毒，与肝脏解毒排毒功效不谋而合。

春夏换季时多食菠菜，对抑制肝火旺盛有效，能解决肝火旺盛导致的眼睛发红、口干舌燥、视力模糊、头晕目眩、痤疮便秘等症状。

下面介绍几种菠菜食疗养肝菜谱：

菠菜玉米枸杞粥

【材料】菠菜、玉米粒、枸杞子各15克，大米100克，盐3克。

【做法】大米泡发洗净；枸杞子、玉米粒洗净；菠菜择去根，洗净切碎。锅中放入水、大米、玉米粒、枸杞子，用大火煮至米粒绽开。放入菠菜碎，小火煮制粥成，调入盐入味即可。

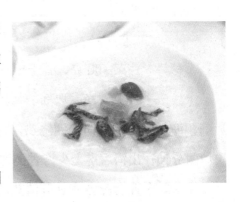

【功效】菠菜能滋阴润燥，通利肠胃。玉米有调中和胃、利尿的功效。

菠菜猪肝汤

【材料】菠菜 200 克，猪肝 100 克，姜丝若干。

【做法】猪肝洗净切片；菠菜洗净焯熟；锅中加入适量水，将猪肝、姜片一起炖煮，待水沸五分钟后，加入菠菜，小火再炖煮三分钟，关火，加入适量盐即可。

【功效】此食疗方有养肝明目、补肾益气、滋阴润燥的作用，有助于缓解眼部干涩、解决便秘问题。

二、芹菜

中药学家叶橘泉的《本草推陈》中记载，芹菜"主肝阳头晕，面红耳赤，头重脚轻，步行飘摇等。"这其实就是现代医学中所说的高血压、动脉硬化等心血管疾病。青色食物芹菜含有较多纤维素，能清肠利便、降压降脂、祛风利湿、解毒宣肺、平肝清热、健脑镇静。

中医在治疗肝郁头痛、肝郁失眠、高血压、糖尿病等疾病时，都会建议患者多吃芹菜，可以说，芹菜是天然的平肝清热、降压药。

下面几种芹菜食疗方，适合养肝护肝和有上述疾病的患者食用。

芹菜炒香干

【材料】芹菜 400 克，香干 100 克，适量盐、香油。

【做法】芹菜洗净、取筋、切段；香干切条备用；芹菜用热水烫片刻，沥干水分；油锅加油烧热，将芹菜和香干放入锅中，加入盐，快炒两分钟，出锅后淋上少许香油即可食用。

【功效】此食疗方有补肝清热功效，适合肝火旺、眼睛疼、小便发黄症状人群食用。

芹菜瘦肉粥

【材料】芹菜 150 克，猪肉 80 克，粳米 100 克，少许盐。

【做法】将芹菜洗净，切丁备用；猪肉切丝、焯水后备用；将粳米加水煮粥，煮 20 分钟后加入肉丝，炖煮 10 分钟后加入芹菜，再打开锅盖煮 10 分钟左右即可。

【功效】此食疗方有平肝补气、安神镇静作用。

三、绿豆

青色食物绿豆也有护肝作用，许多中医典籍中，都对绿豆的护肝解毒功效有深入探讨。

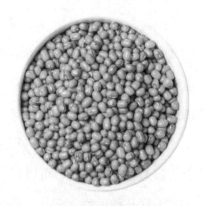

《开宝本草》中记载："绿豆，甘，寒，无毒。入心、胃经。主丹毒烦热，风疹，热气奔豚，生研绞汁服，亦煮食，消肿下气，压热解毒。"而《本草纲目》中也记载："绿豆，消肿治痘之功虽同于赤豆，而压热解毒之力过之。且益气、厚肠胃、通经脉，无久服枯人之忌。外科治痈疽，有内托护心散，极言其效。"并可"解金石、砒霜、草木一切诸毒"。

肝主疏泄，可解毒排毒，绿豆也有相似解毒功效，所以，食用绿豆，有助于分解体内毒素，能疏肝气，缓解肝脏的负担。中医在治疗肝火过旺、肝阳上亢症状时，也会适量食用绿豆。

绿豆清热、解毒、降火，可食用绿豆汤或绿豆粥。需注意的是，无论是制作绿豆汤还是绿豆粥，都不能煮太久，炖煮太久会破坏绿豆中的维生素和有机酸，削弱绿豆的清热解毒效果。制作绿豆水，可以加入凉开水，大火煮五六分钟即可饮用。绿豆粥也可先煮粳米，待粳米煮烂，关火前六七分钟加入绿豆，大火煮熟即可食用。

酸味食物能收敛肝气

在提到中药药性时，我们经常会听到"性味归经"这个词，意思就是药材的药性和药味，决定了它所对应的经络。比如，生姜的药性为温性，其五味根源为辛辣，则入肝经，明确生姜入肝经，则风寒感冒喝姜汤，取的就是生姜的发散作用，让肝中元气发散，则病邪也能随着汗液发散出去，达到不药而愈的目的。

根据性味归经的原理，中医认为辛入肝经，能帮助肝气上升，酸味入肝经，则能克制肝气上升，适量、适时摄入辛、酸食物，能保持体内肝气始终在相对平衡的状态，肝脏趋于稳定状态，自然更加健康。

酸味食物能收敛、固涩、止汗、止泻，强化消化功能。食疗看重应时、应季，顺应自然规律和人体变化，春天易肝火旺盛，而秋天则易肝气虚弱，所以，秋季需要收敛肝气，应适量多吃酸味食物，而春天需降肝火，则要省酸增甘，适当减少酸味食物，而增加一些甘味食物。

为敛纳肝气，加强滋阴潜阳的效果，秋季日常可以多食用一些酸味食物，有助于养肝护肝、疏肝理气，更好地滋补肝脏。下面就介绍几种常见酸味食物。

一、柠檬

柠檬性平，味甘、酸，有生津止渴，排毒养肝功效。日常泡柠檬水食用，或烹调中加入适量柠檬汁提味，能缓解食欲不振、口干烦渴症状。而且，柠檬有溶解体内脂肪作用，有助于减脂排毒，能有效减轻肝脏负担。

二、山楂

山楂性微温，味酸、甘，是健脾开胃、促进消化、补血清脂的好

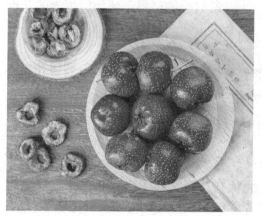

物。脾胃生化气血，脾胃健康则肝血充足。中医认为山楂有健胃消食、活血化瘀、解郁疏肝的功效，而且山楂能降低人体中的胆固醇含量，减少血管壁上的脂肪堆积，对预防脂肪肝有帮助。

《朱丹溪方》中有一个食疗方子——山楂汤。用山楂打碎，加少许红糖调味，加水煎服，空腹饮用能治疗女性痛经、产后腹痛等症状。

三、猕猴桃

猕猴桃性寒，味甘、酸，含有丰富的维生素 C，有美容、抗衰、排毒、养肝功效。多食用猕猴桃，有助于强化肝脏活性，收敛肝气，促进肝脏气血运行。同时猕猴桃能帮助肝脏排毒，缓解肝脏解毒排毒的压力，对保肝护肝大有裨益。

四、金桔

金桔不只是水果，因其性甘温，有养阴止渴、消食化痰、行气解郁等功效，也常被用作中药。金桔中含有芦丁，这种物质有助于强化毛细血管弹性，常食用金桔，对预防脂肪肝、高血压、心血管疾病都有帮助。金桔还具有理气通络功效，一般人心情烦躁、抑郁、易怒时可食用金桔，有助于缓解肝气不舒，舒缓抑郁情绪。

金桔鲜食，可以治疗上火口臭；腌渍成咸金桔，每天食用两个，可缓解腹胀；洗净榨汁加蜂蜜和水，做成饮料，则能开胃降肝火，缓解不思饮食、气躁肝热等症状。

第**7**章　脾主运化，脾不虚，病不找

长夏是养脾的好时节

　　长夏指每年阴历六月份，也就是阳历七、八月份的时节。这段时间天气闷热，空气潮湿，多阴雨天气，食物和衣服也容易发霉变质。中医则认为长夏时节，人体容易被湿邪入侵，损伤脾阳，人的消化吸收能力下降，体内气机不通畅，人也更易患胃肠道疾病。所以，健脾养胃，预防湿邪入侵，是长夏养生重点。

　　《黄帝内经》中提到："肝主春、心主夏、脾主长夏"。长夏是一年中养脾的好时节，这是因为从五脏五行角度来讲，脾五行属土，长夏也属土。"长夏应脾而变化"，是说长夏时节湿热之邪较重，湿气为主气，脾脏喜燥厌湿，在长夏时节运化容易受阻，脾脏受困于湿气，升清降浊能力下降，所以长夏更适合养脾，宜重点维护脾的运化

能力。

一、长夏脾气虚弱的表现

长夏时节，人们喜欢吃冷饮、喝冰水、吹空调，这些"贪凉"的习惯，都会损伤脾脏，诱发脾虚。一旦发现自己在长夏时节出现头昏头涨、体倦乏力、便意频繁、腹泻便溏等症状，就要小心脾功能是否出现问题。

这些症状产生的原因，一般就是因为脾脏湿邪入侵，影响脾的运化能力，无法将气血和营养运输到身体各个器官中。而脾气虚弱，则清气上行受阻，就会出现胃气不和的情况，胃气不和则浊气无法下行，就会导致脘腹胀满、呃逆嗳气、大便恶臭等症状。

二、长夏养脾食疗方法

长夏借饮食养生方法养脾，主要应该以祛除人体内湿气、清热解毒、健脾和中为主。饮食可遵循"早饭有一碗粥，晚饭备一碗汤"的原则，少吃油腻上火的食物，多吃清热利水的食物。比如冬瓜、苦瓜、小白菜、绿豆、豆芽、红豆、芡实、薏仁等，都是长夏养脾的好食材。

下面就提供几个适合长夏养脾的食疗方，以供参考。

薏仁红枣茶

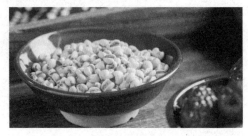

【材料】薏仁 50 克；红枣 25 克；绿茶 2 克。

【做法】绿茶冲泡备用；薏仁红枣洗净后，加水放入锅中，煮至软烂，再将绿茶倒入其中，继续煮 3 分钟，稍凉之后即可饮用。

【功效】薏仁性凉，味甘、淡，归脾、胃、肺经，有利水消肿、健脾美容的功效。此食疗方长夏每日饮用，有益气生津、清热利湿、健脾止泻等功效，能养脾止泄、消肿养颜。

陈皮白术粥 🔥

【材料】适量陈皮和白术，粳米 100 克，盐少许。

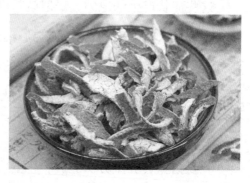

【做法】陈皮洗净切丝，白术洗净，粳米泡发备用；白术煮水取汁备用；将粳米和白术汁液加入锅中，大火熬煮至开锅；将陈皮加入锅中，小火熬煮成浓稠状，加入少许盐，即可食用。

【功效】白术性温，味苦、甘，归脾、胃经，有补气健脾、燥湿利水功效。这道食疗方长夏食用，可止汗、利水、降燥、健脾、益气，对防治脾胃虚弱、倦怠乏力、黄疸、水肿等症状都有作用。

除了上面煮水和煮粥的食疗方，脾胃虚弱的人可以长夏时节用荷叶、莲子、红枣、丝瓜、砂仁等熬水煮粥，进行多样化搭配。这些食物都有健脾消食功效，对长夏养脾大有好处。

此外，早睡早起，少吃冷饮，少用冷水淋浴，避免空调温度设置太低，适当用空调机祛除室内湿气，尽量生活在较干燥环境下，都是长夏养脾的小妙招。

黄色食物入脾养脾胃

中医认为脾在五行属土，而黄色食物通脾，也属土，多吃黄色食物，有健脾养胃的功效，能帮助脾胃更好地消化吸收食物中的营养，并将这些营养生成运化为气血，供周身机体运转活动。《黄帝内经·素问·金匮真言论》中说："中央黄色，入通于脾，开窍于口，藏精于脾。"讲的就是黄色食物对脾有补益功效。

生活中常见的黄色食物有南瓜、红薯、胡萝卜、玉米、土豆、木瓜、香蕉等，这些黄色食物大多味甘，含有较多的抗氧化成分，食之可入脾养脾胃，而且对控制人皮肤色斑生成、抗衰抗老、提升专注力，也有一定帮助。下面我们就总结一些常见黄色养脾食物的饮食方法。

一、黄色水果鲜食养脾

水果大多含有丰富的维生素和膳食纤维，适当食用对人体健康有益，而一些黄色水果直接新鲜食用，不但能为人体提供多种微量元素营养，也有滋养脾胃的功效。

1. 香蕉

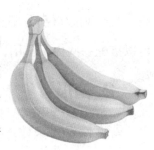

香蕉性寒，味甘，不但气味清新且口感香甜软糯，具有丰富的营养，日常食用香蕉能润肠通便，对健脾胃、保护和调理脾胃有帮助。有便秘症状可以适量食用熟透的香

蕉，有助于通便。

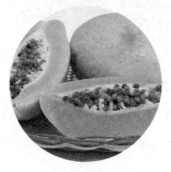

2.木瓜

木瓜性温，味酸，有健脾消食的功效，消化不良的人适量吃一些木瓜，有助于促进食物在人体中的消化吸收，可以减少脾胃的压力，对养脾养胃有好处。

二、黄色谷薯补脾养胃

1.红薯

《本草纲目》中对红薯有这样的评价："补虚乏，益气力，健脾胃，强肾阴。"红薯作为日常饮食，既可做主食，也可烹调为菜做副食，是很健康的膳食选择。中医认为红薯入脾经和肾经，有补脾养胃、开胃消食、滋阴补肾的功效。红薯中的果胶、膳食纤维等营养，既可以保护胃黏膜，又能促进肠胃蠕动，预防便秘。且红薯性质平和，不易产生湿热之气，经常吃红薯反而会面色红润，更有精神。

在有些地区，红薯也被称为"地瓜"，但其实红薯和地瓜并不是一种。平时我们吃红薯，除了直接蒸煮食用，还可以做成红薯粳米粥、红薯枸杞银耳羹、拔丝红薯等等。但需注意的是，红薯含糖量较高，且会刺激胃部分泌更多胃酸，所以食用红薯要适量，不可贪多，可以搭配一些榨菜食用，中和抑制胃酸分泌。

2.南瓜

南瓜性温，味甘，有补中益气、消炎止痛、解毒的功效，能有效缓解脾虚气弱症状。且南瓜软糯易消化，含有较多膳食纤维，对治疗营养不良、促进肠胃蠕动治便秘有作用。有胃胀、胃痛、便秘问题的人，都可以适当食用南瓜来缓解症状。

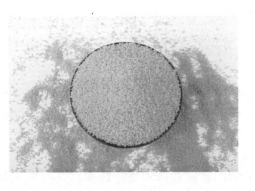

秋天正是应时吃南瓜的季节，且长夏入秋，还需增补脾胃，适合吃南瓜燕麦粥、蒸南瓜、南瓜汤等养脾滋润的食物。

3. 小米

大病初愈、胃口不佳这类时候，大家经常会吃一些小米粥，觉得小米粥养胃，吃起来舒服、没负担。这其实是有中医理论依据的。在《本草纲目》中，李时珍曾这样说小米："治反胃热痢，补虚损，开肠胃。"小米性微寒，味甘，其主要功效就是补虚益损、健脾和胃，对滋补脾胃大有裨益。

小米熬粥是常见吃法，但小米巧妙地与不同材料搭配熬粥，更能发挥更大的滋补作用。比如，小米红枣莲子粥，具有温中止泻、健脾补气作用，适合夏季脾胃不适、腹泻便溏人群食用；小米山药粥，具有健胃强脾、促进消化作用，适合脾胃虚弱、消化不良、便秘的人食用；小米猪肚糯米粥，则能温胃养脾，缓解慢性胃炎症状。

除了以上提到的黄色食物，还有很多平时常见可入饭菜的黄色食物，都可入脾养脾胃，像玉米能开胃健脾、利尿消肿；黄豆能养补益虚损、养脾养胃；土豆能调中益气、养脾和胃。我们日常都可以适量食用，以滋养脾胃。

甘味食物能助脾运化

《黄帝内经》中有"甘入脾"的说法，即脾主甘味。中医理论中也认为，脾胃虚弱时可以适当食用一些甘味食物，有补脾润燥、滋润缓急、益气和胃的功效。在甘味食物的滋补下，脾胃对气血的运化能力增强，脾胃升降更顺畅和缓，则人体不生疾病。

一、甘味食物与顺时饮食

食用甘味食物需要注意两点。第一，中医所说的甘味食物，并不是我们以为的甜味，而是指口感有甜味，但性质温平，有补脾益胃功效的食物，像大枣、板栗这类有明显甜味的，属于甘味食物，而像刀豆、高粱、薏苡仁、山药这类没有明显甜味，却温平补脾胃的，也归为甘味食物；第二，甘味食物虽能助脾运化，但也不是一年四季都适合多吃，应顺时补充，如春季人容易脾虚气弱，可多吃一些甘味食物补充脾气，而长夏湿重，需利水祛湿，滋养肾气，则可以省甘增咸，多吃一些咸味食物来养肾，甘味食物就可适当少吃。

二、常见助脾甘味食物

《千金方》中有"春七十二日，省酸增甘，以养脾气"的说法，春季食疗养生，补脾益气，更适合多吃甘味食物，以滋养脾脏气血。下面介绍一些具有助脾运化、滋养脾气的食物及其食疗方法。

1. 大枣

大枣性温，味甘，有益气生血、补脾和胃的功效。过去民间食疗认为"一日吃三枣，红颜不显老"，吃大枣能养生保健。中医则认为大枣在养血生津、补中益气方面效果明显，补脾胃可适量吃大枣。但需注意，大枣容易引发上火，所以不宜一次性吃太多，可以与银耳、莲子等食材搭配，用其他凉性食材，中和大枣的温性，避免食用上火。

2. 山药

山药性平，味甘，有益气补脾、滋润血脉、祛风解毒等功效。清代黄宫绣的《本草求真》中认为，山药能"补脾益气除热""补脾胃之阴""润皮毛、长肌肉"。民间也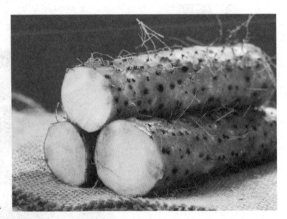认为，"冬季吃山药，胜过吃补药"，将山药列为补脾"上品"。

从中医角度而言，山药有味香而不燥、温补而不骤的优点，也就是说山药补脾，效果和缓，能温和地滋养脾胃，不会让脾气骤然升降，十分适合辅助治疗和调理脾胃。

经常脾虚腹泻、腹胀便秘的人群，可以日常坚持吃山药。无论是用山药炒菜、炖汤、煮粥，还是蒸熟做成蓝莓山药这类甜品，都能润养脾气。

山药加大枣，做成山药红枣羹，春季日常食用，补脾养气助运化效果更显著。

【山药红枣羹做法】

取山药 2 根、红枣 10 颗、适量冰糖；山药洗净、去皮、切丁；红枣去核、洗净；将以上食材一起放进锅中，加清水，大火煮沸后再小火慢炖，直至山药变为绵软状态，即可收火。

这道汤羹补而不燥，既能益气健脾，又有平补滋阴的功效，很适合气虚脾弱，需要养脾益胃的人食用。

3. 板栗

板栗也是性温，味甘的食物，不但能养脾健胃，还有补充肾气的功效。冬天最适合吃板栗助脾运化。这个时节，人体需要热量抵御严寒，板栗中的脂肪和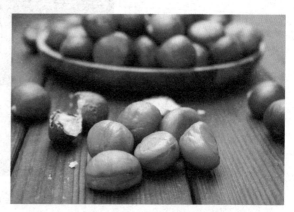蛋白质丰富，恰能为人体机体运转提供能量，同时还能厚补肠胃，增强脾运化气血的能力，让人的身体在冬季气血充足、顺畅，不畏寒冷。

除了以上提到的甘味食物，像糯米、燕麦、扁豆、高粱、黑米、土豆、芋头、猪肚、鲫鱼等，也都为甘味食物。日常顺应节气，适量食用这些食物，都能达到养脾功效。但值得注意的是，甘味食物也不是吃得越多越好，过量吃甘味食物容易生痰，所以食甘养脾也许掌握度。

细嚼慢咽，让脾胃工作更轻松

随着社会经济发展，人们的生活节奏加快，很多人在学习、工作中都没有足够的吃饭、休息时间，这就导致狼吞虎咽吃饭变成常态，随之而来的，则是吃饭过快、消化不良而导致的脾胃疾病，以及脾胃不和进而诱发的糖尿病、高血脂等慢性病。

一、为什么狼吞虎咽伤脾胃

中医认为五脏运转息息相关，尤其是肝、脾、胃三者。肝主疏泄，调节气血，脾主运化，统摄血液，胃主收纳，腐熟水谷，脾胃合作将食物腐化转换为气血，供应肝的生机。而狼吞虎咽式吃饭，食物在口腔中得不到充分咀嚼，口腔不能对食物进行初步消化，待食物进入脾胃，就需要脾胃加强对食物消化和吸收的力度，脾胃则易压力过大，日积月累就会导致食欲不振、消化能力减弱，更会导致身体虚弱、脾胃不和、肝气血不足。东汉医学家张仲景的《金匮要略》中记载："见肝之病，知肝传脾，乃当先实脾。"提示的就是脾胃问题对肝的影响。

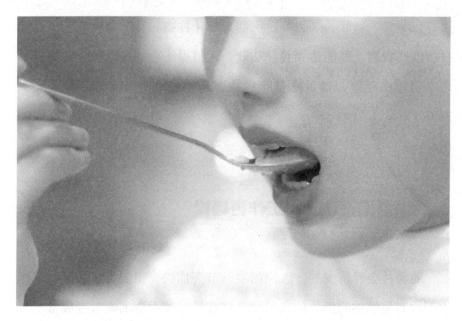

二、细嚼慢咽养脾胃

中医在治疗一些脾胃虚弱导致的肝病问题时，除了中药调理要疏肝、清肝、健脾、和胃之外，也会采取内治法以外的方式，让患者揉肝，少发脾气，以及吃饭时细嚼慢咽。所谓"食不欲急，急则伤脾，法当熟嚼令细。"细嚼慢咽不仅能减少脾胃消化压力，减少消化所需时间，也能让脾胃吸收食物更充分、运化气血更充足，如此一来自然脾胃强健，肝气充足，人也不易生病。

一般建议，一日三餐的用餐时间 20 ～ 30 分钟比较合适，进餐时，不要一口塞太多食物，每口适量进食，一口食物咀嚼 20 ～ 30 次再吞咽，更有利于消化吸收和修养脾胃。

针对一些脾胃功能较弱的人，早晚餐时则可选择粥、汤或软烂的食物，这样更有助于减轻脾胃消化压力。

第8章 肺主气，补肺清肺要区分

养肺要避免的生活方式

中医认为肺开窍于鼻，在志为悲（忧），涕为肺之液。鼻子作为呼吸通道与人的肺部连通，通气时将清浊气吸入体内，让外界的风、寒、燥、热与体内连通，很容易让肺部受到外界伤害。喜怒哀乐等情志变化也会影响五脏，肺之志属悲（忧），人的情志悲伤或者忧虑，也会伤肺。鼻涕则是肺宣发而出的津液，通过鼻黏膜形成的黏液，肺功能正常，则鼻涕不外流，一旦肺功能受到伤害，风寒或邪热侵袭肺部，鼻涕就会出现异常情况，或鼻塞不通，或鼻涕黄稠等等。

中医认为肺是一个娇脏，可见，肺脏确实是娇弱的脏器，外界环境、人的情志等因素都会影响肺的宣发和肃降。很多时候，我们生活中不经意的习惯或行为，就会直接或间接对肺产生伤害。所以，防患于未然，注意避免伤肺的不良生活方式，才是养肺第一步。下面这些行为都可能伤肺，我们日常要注意避免。

一、久卧不动易伤肺

说到休息养生，很多人都理解为静养健康，认为养生就是避免劳累多静卧。这其实是一种误解，久卧不但不能养生，反而有可能伤肺，尤其老年人更不适合久卧。

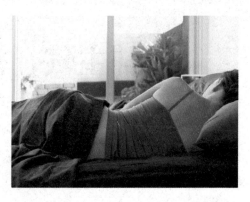

中医认为，人身之本为气，而气属阳喜动，气机在周身运转散布，人才不会气血瘀滞。卧为静，是气所不喜的方式。肺主呼吸，呼吸功能强，人体才能通过肺吸进更多清气，肃降浊气排出体外，身体才能健康。而久卧不动会削弱肺的呼吸能力，久而久之，导致身体中清气不足，浊气积聚，肺部就无法宣发和肃降体内的气血和津液，恶性循环下，自然伤害肺部。

从养肺角度出发，人每天需要适当运动。最好早起后慢跑半小时，或者去户外散步呼吸一些新鲜空气。坚持锻炼和运动，能强化肺的呼吸能力，也能提高身体的新陈代谢，让全身机能更快苏醒。

二、贪凉贪冷易伤肺

《黄帝内经》中认为"重寒伤肺""形寒寒饮则伤肺"，即形体受寒、过食生冷，常可影响肺气的宣降功能，引起咳嗽、气喘等证。日常饮用过多冷饮，吹空调温度太低，寒冷天气出门不增加衣物、不保护好头颈，这些都是伤肺的行为，需要在生活中注意避免。

《景岳全书》中说："外感之嗽，无论四时，必皆因于寒邪，盖寒随时气入客肺中。"指出寒邪是导致咳嗽的根本病因。有些人吹冷风或者喝凉饮料时很容易咳嗽，这就是寒邪之气影响肺部所导致。容易咳嗽或呼吸不适的人，要尽量少吃冷饮，少吹空调，避免寒气，让呼吸进肺部的空气温润，对肺更能起到养护效果。

三、食用过多辛辣油腻食物易伤肺

如今很多人饮食上喜欢辛辣、油腻的食物，觉得这类重口味食物吃着过瘾，却没意识到这类食物除了伤害脾胃，对养肺也没有好处。

中医认为，居住地潮湿的人更适合吃辛辣食物，因为辛辣入肺、行气化湿，而生活环境干燥的人，吃太多辛辣食物，则会导致身体内的津液外泄，口腔、鼻子、气管中的津液不能保存，津液不足则肺的宣发受阻，影响肺功能正常运转。

而吃油腻食物则消化困难，会给脾胃带来压力，导致脾胃气结，影响肺气下沉，肺的肃降功能就会受损，长期如此，则会导致肾阴虚，人体内的毒素和有害物质不能代谢和排出体外，就容易引发高血压、高血脂等疾病。

四、长期接触污染空气易伤肺

中医认为，肺主气，司呼吸，我们所呼吸的空气质量，是对肺产生最直接影响的因素。长期吸烟、吸二手烟、接触油烟、在灰尘和粉尘环境中工作、接触重度污染空气而不做防护等行为，都会导致肺受到伤害。所以，养肺重点要注意呼吸空气的清洁和安全，如接触污染较严重空气，要注意戴口罩防护，或使用空气净化机等设备，净化周围空气。

秋季养肺事半功倍

中医养生讲究顺时调理，《黄帝内经》中认为"肺与秋相应，肺与秋气相通，肺旺于秋"，意思是秋季为肺的气血充足、精力旺盛的时节。中医认为肺五行属金，而秋天也五行属金，故而肺气通于秋，与秋天相应，秋季养肺正是好时节。

其实，秋天开始，阳气逐渐衰弱，阴气逐渐滋长，正是气候干燥、寒风乍起时，这样燥邪旺盛的时节，喜润恶燥的肺就变得更加脆弱，而人们也更易患伤风感冒和呼吸系统疾病，所以秋季养生，重在养肺。

一、补肺和清肺的区别

在养肺前，我们要先弄清补肺和清肺的区别，对症养肺，才能事半功倍。

1. 补肺

补肺主要是滋润肺部，养阴生津。秋冬季节，气候干燥，空气中水分匮乏，天气阳气收敛，燥邪当令，而肺部作为唯一连通外部的脏腑，需要更多清水濡润，预防燥邪从口鼻进入肺部。这时候我们就需要补肺、润肺，吃一些山药、银耳、白萝卜等有润肺功效的食物，或适当用一些有补润作用的中药，如麦冬、百合、沙参等等，都有补肺润肺作用。

2. 清肺

清肺则主要是清肺热。因为肺虽恶热，却也怕寒，秋季热邪之气冲撞肺部，就容易导致肺热，出现咳嗽、痰多黄稠、便秘、流鼻血、小便发黄等症状，也就是我们俗话说的"上火"，这时候就不适合补肺润肺，而需要以清肺为主，吃一些能清肺热的食物或者中草药。比如，菊花、黄芩、桑白皮等等煮茶泡水，都有清肺功效。

二、秋季养肺宜忌

秋天是养肺的"黄金时间"，有哪些宜忌呢？这里提出以下养气注意事项。

1. 养肺宜早睡早起

早睡早起是养肺好习惯。进入秋天，随着季节变化，天也逐渐昼短夜长，随时令变化早睡早起，不仅顺应自然阳气收敛，也有助于强化肺的肃降功能。而且，早睡能避免夜晚凉气伤肺，让肺及时休息，得以舒展。

2. 养肺宜注意饮食

秋季养肺食疗必不可少，多吃有滋阴润燥功效的食物，更有利于养肺，能避免秋季咳嗽、上火等问题。建议秋季可以吃一些梨、百合、柿子、葡萄、白萝卜等润肺食物，比如做一些雪梨银

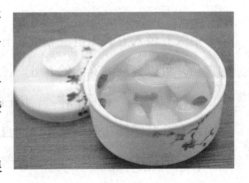

耳羹、山药萝卜汤等等，都对养肺有帮助。但要注意，最好不要吃生姜之类辛热食物，这类食物会加重肺部秋燥，更容易导致上火。

3. 秋季养肺宜养气、忌"悲秋"

秋季养肺主要还是养气，呼吸吐纳间让气升降进出身体，让全身的气得以运行不息，身体自然健康。关于养气，有养生大家曾提出养气七法，主要包括少说话，养内气；戒色欲，养精气；饮食清淡，养血气；饮水生津，养脏气；不嗔不怒，养肝气；饮食规律节制，养胃气；避免忧思，养心气。注意做到这七点，就能养好你的气。

此外，秋天养肺最重要的，还要注意调节情绪，避免悲伤、忧虑情绪影响心境。因为肺志在悲（忧），"悲秋"情绪更伤肺，而秋天万物萧条，人也更容易陷入悲伤和忧虑的思绪中。秋季内敛神气，注意保持神志安宁，维持乐观心态，则更容易保证肺的宣发和肃降功能，是秋季养肺养生的重点。

白色食物入肺补肺

中医五色入五脏（也说五色养五脏）的理论认为，常吃五种颜色的食物，可以分别滋养人的五脏。《黄帝内经·素问·金匮真言论》中说"西方白色，入通于肺"，因白色食物与肺相通，所以多吃白色食物具有补肺养肺功效。就连民间也有"冬吃萝卜夏吃姜，不劳医生开药方"的说法，认为白萝卜能补气，对养肺有益。其实，这些说法也并非没有科学依据，白色食物一般脂肪含量低，含有的维生素和矿物质多，确实对人体健康有好处，尤其在防治高血压、冠心病等心血管疾病方面有效。

从中医理论来讲，白色食物具有调肺理气、润燥清肺、提升肺脏免疫力的作用，像大家日常吃的雪梨、冬瓜、百合、银耳、莲藕、白菜等食物，都能入肺补肺。下面就介绍一些具有补肺作用的白色食物及其食用方法。

一、雪梨

雪梨性凉，味甘、微酸，归脾经和胃经。食用能清热降火、润肺去燥、止咳化痰、养血生津，不但能养肺，还有镇静安神的功效。如由肺阴虚所引起的咳嗽、咽喉干痛等症状，将雪梨蒸或者煮水食用，都能缓解症状。下面推荐两例雪梨食疗方，适合清热除燥养肺食用。

柴胡雪梨汤

【材料】柴胡6克，雪梨1个，少量红糖。

【做法】柴胡和雪梨洗净，雪梨切块；将二者放入锅中，加入适量水，大火煮沸后，再小火炖煮15分钟；过滤汤渣后，加入红糖调味即可。

【功效】此方可升举阳气、疏肝解郁；润肺去燥、止咳化痰、养血生津，对养气养肺有帮助。

百合莲藕炖雪梨

【材料】鲜百合 100 克、雪梨 1 个、莲藕 150 克，少量盐。

【做法】鲜百合洗净撕片；雪梨削皮切块；莲藕洗净，切块；先将莲藕和雪梨加清水放入锅中共同炖煮 2 小时，再加入鲜百合，煮 10 分钟，最后加入盐，即可食用。

【功效】此方有助于调理和改善肺阴虚引起的口舌生疮、口干舌燥、咳嗽不止等症状，且百合的安神功效，能缓解心肺虚弱诱发的神思倦怠、精神乏力等症状。

二、银耳

清代张仁安的《本草诗解药性注》记载："白耳有麦冬之润而无其寒，有玉竹之甘而无其腻，诚为润肺滋阴之要品，为人参、鹿茸、燕窝所不及。"白耳，即银耳，这里对

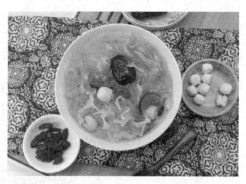

银耳滋补功效的评价可谓极高，认为人参、燕窝之类的营养价值，都比不上银耳。

银耳味甘，性平，归脾、胃、肾三经，在生津润肺、益气止咳、提神醒脑、消除乏力等方面都有作用。有肺部疾病的患者可能有肺虚咳嗽、咳痰带血、气短乏力等症状，都可以食用银耳来调养。下面推介两例银耳食疗方法，对治疗咽喉干痛、肺阴虚损等有帮助。

银耳菊花茶

【材料】水发银耳 30 克，菊花 10 朵，少量冰糖。

【做法】银耳加水，小火慢煮半小时，加入菊花和冰糖，再煮 5 分钟即可。

【功效】此方能治疗咽喉肿痛，缓解由于肺阴虚损而导致的口干舌燥和痰多浓稠等不适症状。

银耳胖大海茶

【材料】水发银耳 30 克，胖大海一枚，蜂蜜适量。

【做法】银耳加水，小火慢煮半小时，加入胖大海煮 5 分钟，晾至温热后，再加入适当蜂蜜调味。

【功效】此方适合缓解秋季肺燥肺热导致的咽喉干痛和便秘。

三、白萝卜

白萝卜性凉，味甘辛，能开胃健脾、顺气消食、利尿通便，对肺热邪湿有缓解作用。秋冬时节如果出现上呼吸道感染，有咽喉肿痛、痰瘀气滞的问题，可以吃一些白萝卜。针对急慢性咽炎和反复咳嗽等症状，白萝卜也有较好治疗功效。民间有"白萝卜赛人参"的说法，也不是没有道理。

需要注意的是，白萝卜不同吃法对身体的治疗功效不同。熟吃白萝卜能润肺化痰；生吃则能缓解肺热咳嗽和痰多黏稠问题，也有消炎、杀菌的功效。

白萝卜的饮食方法较多，比如白萝卜炖牛腩、白萝卜海带汤、凉拌白萝卜丝等等。有补肺需求的人群，可以根据口味喜好和当季时令，选择适合的搭配烹调方式。

除了以上提到的几种白色食物，像白果、杏仁、荸荠等，也都适合作为补肺食疗之选，我们日常可以保持膳食平衡，顺时应季选择补肺白色食物食用。

辛味食物能宣肺气

《黄帝内经》中记载："五味各走其所喜"，"气味合而服之，以补精益气。"肺于五味之中属辛味，因为辛味有宣发功效，与肺主宣发相和，所以中医认为"辛入肺"，适当吃一些辛味食物，能借食物宣发功效，辅助肺部宣发肺气，减少肺部压力，可以让肺部得到适当的休息。

除五味入五脏之外，中医养生还讲究顺时饮食，即五味养五脏还需顺应时间节气。比如，夏天正是肺气虚弱的时候，则可稍微多吃点辛味食物，而秋天肺气旺盛，肝气虚弱，则需要少辛多酸，用酸味食物滋养肝气。而像冬天，有很多风寒感冒症状是因为肺气不宣导致的，服用一些辛味食物或药物宣通一下，就能缓解或治愈症状。我们熟知的在寒冷的冬季吃点辛味的姜汤等食物，可以防治感冒、开胃下食，依据的就是顺时养生的道理。

《黄帝内经》中记载："辛走气，气病无多食辛。"辛味食物入肺可宣发肺气，能散气也能行气，而身体中除了肺气之外，五脏均有气，比如肝气、脾气、胃气、肾气等等，为了不伤害和行散体内的正气，吃辛味食物需注意不可过量，也不建议食用过于辛辣的食物。除了川湘地区比较潮湿，适合多吃辛味食物祛湿驱寒之外，一般地区的人食太多辛味食物则容易引起痤疮、便秘、手脚发热、脾胃不和等问题。所以，食辛养肺要科学，才能既保证行气、发散，宣发肺气，达到养肺功效，又不至于伤害其他脏腑。

一般我们饮食中常见的葱、姜、蒜、辣椒、花椒、陈皮、胡椒、大料、芥末等都属于辛味食物。此外，白萝卜、荆芥、川芎等，也属于辛味，可入药。

一、大葱

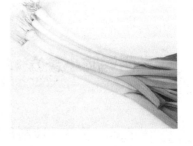

大葱性温，味辛，有发汗解表、顺通阳气、宣散肺寒的功效。中医认为，大葱能补肺气，是"肺之菜"，建议有肺病的人群可以适当食用大葱。

大葱可以作为调料加入菜肴烹调中，也可以直接生食，或者与鸡蛋、羊肉等食材一起，做成大葱炒鸡蛋、葱烧羊肉等菜肴，食用都能补肺养气。

二、洋葱

洋葱性温，味辛、甘，具有刺激食欲、促进消化、消炎杀菌、祛痰利尿的作用。适当吃洋葱能有效预防肺部疾病，有抗病毒、抗病菌作用，对防治肺部感染等疾病有效。

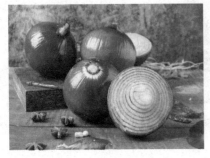

洋葱可以切丝凉拌干丝，也可炒熟食用，其补肺功效不减。

三、韭菜

韭菜性温，味辛，且含有特殊的辛香气味，具有补肾、养肺、滋补肺气、激发人体阳气的功效。此外，韭菜还能调节肠道健康，对润肠通便、缓解便秘有帮助。

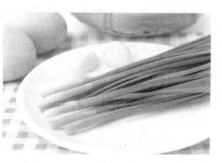

秋冬季节补肺气、补肾气，都可在饮食中加入韭菜。与其他辛味食物相比，韭菜的食用方法更为多样化，比如韭菜炒豆芽、韭菜炒鸡蛋、韭菜三鲜水饺等，日常食用都有养肺功效，对肺部健康有益。

滋阴润肺小茶方

中医有"形寒饮冷则伤肺"的说法，意思是体感受风寒、寒湿，或饮食生冷，均可损伤肺脏。肺为娇脏，容易被恶寒燥邪伤害，因此养肺应以滋阴润燥为主，用温润的食物濡养肺部，才能让肺功能强健。

今天我们生活的环境面对各种空气污染、病毒传染风险，因为外界环境的恶化，我们的肺也比过去面对更多的宣发和肃降的压力。肺主呼吸、主皮毛，维护好肺功能，才能面色红润、发有光泽。日常养肺，除了食

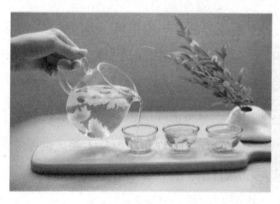

疗方法之外，每天喝一些滋阴润肺茶也是很好的养肺选择。

杏仁金银花菊花茶

【材料】苦杏仁6个，菊花3朵，金银花2克，少许蜂蜜。

【做法】苦杏仁、菊花、金银花加入杯中，倒入开水。闷泡15分钟，待稍温后，加入适量蜂蜜，搅拌均匀后饮用。

【功效】此杏仁金银花菊花茶，对提高身体免疫力，抵御风邪之毒有效。适合春、秋季呼吸道疾病多发时期饮用，能帮助人体预防风邪侵袭和呼吸道感染，有润肺功效。

桃花百合茶

【材料】百合2克，桃花2朵，柠檬片1片，冰糖少许。

【做法】将百合、桃花、柠檬片一起放入杯中，倒入开水，再加入冰糖，闷泡15分钟后，即可饮用。

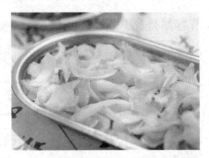

【功效】百合能化痰止咳、滋阴润燥，桃花则有助于消食顺气、活血化瘀，两者一起饮用，不但能美容养颜，缓解皮肤粗糙、干燥、黄褐斑等，还能疏通肺气和补益气血。同时还可润肠通便，缓解便秘所引起的毒素积滞问题，是养肺润肺经典茶方。

银耳绿茶

【材料】银耳8克，冰糖8克，绿茶2克。

【做法】银耳洗净后撕成小块；加水放锅中，加冰糖炖熟；绿茶用温水泡5分钟，提取茶汁，加入煮好的银耳汤中，搅拌均匀，即可饮用。

【功效】银耳有助滋养润肺，有止咳化痰的功效，是药食两用的滋补佳品。绿茶则有消炎的作用。本茶方日常饮用可以滋阴润肺、养胃生津，对补气养肺有效果。

桔梗甘草茶

【材料】桔梗4克，生甘草4克。

【做法】将桔梗和生甘草一起放入茶杯中，沸水冲泡，再晾至温凉饮用。

【功效】桔梗性微温，能养肺补气、宣肺、利咽，对咽喉肿痛导致的多痰有缓解功效，还能祛毒驱寒。秋冬季节容易外感风寒，此时喝些桔梗茶，可以缓解咽痛，治疗咳嗽痰多、胸闷不畅、声音嘶哑等症状。

罗汉果茶

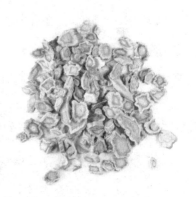

【材料】半个罗汉果，少许蜂蜜。

【做法】罗汉果洗净，去壳，掰成小块，放入杯中。加入开水，闷泡10分钟后，晾至温热，加入适量蜂蜜，即可饮用。

【功效】罗汉果清凉味美，有提神生津、清肺排毒的功效。用嗓过度、咽喉肿痛、长期抽烟、熬夜伤肝伤肺的人，都可以日常饮用罗汉果茶，排毒养肺。

第 9 章 肾藏精，养肾就是养命

养肾要避免的生活方式

肾脏是人体中重要的脏腑器官，可藏精、主水、排毒、纳气、藏志，肩负诸多功能，掌管全身"精气神"，需要好好保养。但是，如今快节奏的生活中，人们很多不良生活方式却对肾脏有较大伤害，比如熬夜、纵欲、吸烟、喝酒、滥用药物等。养肾就是养命，我们要注意避免日常中那些伤肾的生活方式，不给肾过多压力，肾养好，则人精气神旺盛，气血充足。

一、饮水过少，造成肾脏排毒压力大

很多人不爱喝水，工作学习一整天也想不起来喝水，或者习惯用饮料、咖啡等来代替饮水，这都是比较伤肾的习惯，应注意改掉。

肾脏运转，主要负责人体内水液的代谢和分解排毒。饮水足量，

肾脏才能运转代谢水液，并将身体中的毒素和废物随着水液代谢，一起排出体外。水分摄入不足，则导致肾脏不能及时运水排毒，毒素积压在肾脏，就会给肾造成压力。

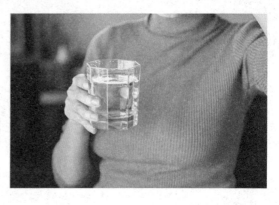

饮料、咖啡等含有较多脂肪、糖分、咖啡因等物质，这些都需要经过肾脏和身体其他脏腑分解代谢，并不能代替水，经常饮用也会增加肾代谢负担。

二、纵情纵欲，损伤肾精

《黄帝内经》中记载："因而强力，肾气乃伤，高骨乃坏。"我们勉强用力，或者使蛮力，就会导致肾气受损，腰间脊骨受伤。这里所说的"强力"，既包括日常体力劳动，也包括房事用力过度。

中医认为肾藏精，主导人的生殖能力，而性生活频繁、纵欲过度，会导致肾不藏精，损伤肾阳，人就容易肾阳不足、寒邪入侵、手脚冰凉、面色萎靡。

所以，养肾要注意合理节欲，保持肾精足，肾气足，才更有益身心健康。

三、用脑过度、压力过大易伤肾

《黄帝内经》上说"肾主骨生髓通于脑"，中医认为"脑为髓海"，而髓从肾生，肾又藏精，所以大脑的物质基础其实是精和血。因此，用脑过度或者压力过大、耗劳心血时，就会消耗更多肾精，则肾的压力较大。

　　养肾要避免用脑过度或太大压力。在工作学习紧张时，不妨适当休息10分钟左右，给大脑休整的时间，放松大脑的同

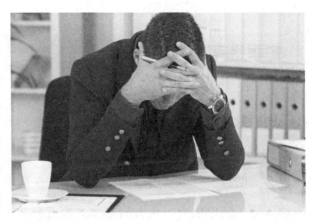

时，也能避免肾精过耗，能缓解肾的压力。

四、饮食或服药习惯不良

　　饮食习惯不良，或滥用药物，都是养肾需避免的不良生活方式。日常膳食中摄入过量蛋白质和咸味食物，容易加重肾脏负担。长期摄入过量蛋白质，肾脏无法分解代谢过多蛋白质，这些蛋白质就会进入尿液中，人患糖尿病和肾病的几率则变高。咸味食物会导致人体内水液和钠滞留，不利于肾脏正常代谢排泄，咸味属阴、水又属寒，阴寒之气在体内过盛，则肾阳气受损。

　　因为肾是人体中毒害物质的分解过滤场所，负责排毒，人如果吃一些副作用较大的药物，日常有不良用药习惯，就会损伤肾，严重时甚至会导致急性肾衰竭、肾功能障碍等，所以养肾护肾时，注意规范用药十分重要。把握好饮食和服药的关卡，才能更好地养护肾脏。

冬季是养肾的好时节

四季时令有春温、夏长、秋收、冬藏的特点，进入冬季以后，自然万物都要闭藏而休养生息，人在冬季也要遵循冬藏的自然养生规律，多"储存"、少"透支"，身体才能少病健康。冬季天气寒冷，万物闭藏，阴盛阳衰，主太阴寒水，而五脏之中肾主水、主收藏，正与冬季节气相合，所以冬季正是养肾补肾的好时节。

冬季天寒地冻，寒邪入侵就容易导致人的阳气受损、生理功能受阻，人的脉象容易出现迟、涩、沉、紧等症。针对冬季人体特点，这个时节养肾首先要注意敛阴护阳、固护精气，从起居、饮食、按摩、精神、药物滋补等多方面共同养肾，就能起到事半功倍的效果。

一、起居调养

1. 早睡晚起

冬季天气寒冷，早睡晚起更有助于保暖和养生。早睡可滋养阳气，晚起可以养身体中的阴气，阴阳平衡，气息充沛，人才更有精神。所以，冬季养肾可以等日出霜消之后再起床，对身体健康更有益。

2. 适当添衣、减少出汗

冬季养肾首要是"藏"，要以敛阴护阳为原则。所以，应适当增添衣物，保暖、保护身体中的阳气不外泄。但需注意，也不能穿得过多，或捂出汗。出汗则体内津液外泄，不符合冬季养肾养生原则。例如户外活动时，我们穿衣以体感不冷不冻为宜。

二、饮食调养

人在冬季需要摄入更多食物来补充热量、抵御寒冷，而且冬天也需要为春生、夏长积蓄能量，饮食方面就需注意滋补肾阴。尤其在冬至前后，此时阴气最盛，阳气渐萌，补益肾气更有助于调整人的气血趋于阴阳平衡状态。

1. 饮食壮阳滋阴

冬季补肾可以多吃一些动物内脏，动物内脏中含有丰富的蛋白质、脂肪、维生素和微量元素，有养肾益精的功效，对强肾滋补十分有益。多吃一些核桃、榛子等坚果，能补充身体所需微量元素，也有补脑补肾功效。针对上火、不适合进补的人，可以吃一些鸭肉，鸭肉性凉，不宜导致上火，还有滋阴的功效，适合有虚火、水肿、低热、食少症状的人食用。

2. 酉时饮水补肾

冬季可以在酉时（17:00 ~ 19:00）饮水，帮助清理肾脏中的毒素沉积。酉时为下午五点到七点之间，这个时间段肾经当令，喝水能清理膀胱，将尿液中的废物和毒素清理出体外，有护肾功效。但要注意喝水适量，不宜一次饮用太多，一次饮水过量会给肾脏造成压力。

3. 适当吃咸味食物

肾主水，能调节人体内的水液代谢，而咸味食物也有这个功能，水盐代谢，则食欲增加、身体强健。《黄帝内经·素问·宣明五气篇》中也说："五味所入，

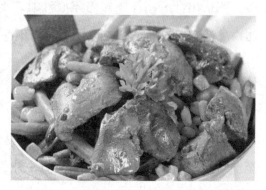

酸入肝，辛入肺，苦入心，咸入肾，甘入脾。"也就是人们常说的"五味入五脏"。咸入肾，是说咸味的食物最容易作用于肾。所以，养肾可以吃咸味食物。但要注意的是，中医所说的咸味食物，并不是我们日常所讲"盐多"的咸味，像狗肉、海带、紫菜、冬菇等有咸鲜味道的食物，都属于咸味食物，食用有滋养肾精、软坚散结的作用。

但是要注意，食用咸味食物要适量，吃过多咸味也会伤肾气，导致心悸气短、胸痛、肌肉萎缩无力等症状。一般建议每日摄入的盐分不超过 6 克，以 3 克以内为宜。

三、运动按摩与精神调养

冬季养肾要做到神志内藏、安神宁心，自身精神活动不宜过于激烈。少忧、少恐、少惊怖，才能养气养神，气定神安才能肾气调和、气血充盈，外在精神饱满、身形健壮。

冬季养肾不宜剧烈运动，散步、太极等运动即可，也可配合一些按摩，辅助养肾。

1. 按摩腰眼

腰眼是一个重要的补肾穴位，腰眼穴位于腰部第四腰椎棘突左右3～4寸的凹陷处。按摩它可以强腰健肾。将双手搓热，放在腰的两侧，来回上下揉搓两分钟左右，至腰部皮肤微红、发热，就能消减肾阴虚和肾阳虚的症状。

2. 按摩耳垂

肾开窍于耳，所以耳朵上有肾脏对应的反射区，与肾脏有着紧密的联系。按摩拉伸耳朵（如全耳按摩）有助于疏通肾脏经络，能强化肾功能，提升肾气，加强人体免疫力。

养肾按摩耳垂，可以用双手拇指和食指分别捏住两侧耳垂，向下牵拉、松手，感觉耳垂有上弹感为宜。手法由轻到重，牵拉的力量以不感到疼痛为限，每次3～5分钟。

冬季养肾，"补"与"守"结合是关键，我们一方面要注意滋补，壮阳滋阴，补充肾气；另一方面要守住肾精肾气，让肾气血能收藏才行。补、藏结合，才能达到更好的冬季养肾效果。

四、药物滋补

补肾药物不可随意服用，要坚守辨证施治的原则，先搞清自身寒热、虚实体质，了解气血、阴阳状况，才能进补。因为肾虚分肾阴虚

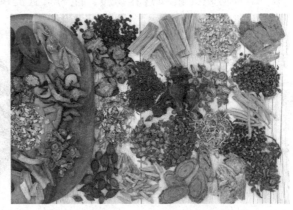

和肾阳虚，所以补肾要分阴阳。

居家养肾，想用药物滋补，可以选择性质温和、能够加入食疗的中药。比如，肉桂散寒温肾，可以加入冬季汤饮中，缓解手脚冰凉、肾阳亏虚等症状；五味子滋肾生津，且性温不燥，能收敛固涩，可以日常泡水泡酒，治疗盗汗、烦渴、尿频、早泄等问题。这类基础中药可入饮食，是冬季补肾较适宜的选择。

黑色食物养肾护肾

中医认为肾主藏精，五行之中黑色主水入肾，多吃黑色食物有助于养肾护肾。

实际上，黑色食物能起到养肾护肾效果，主要有三方面原因：第一，黑色食物含有较多黑色素，这类食物大多有很强的抗氧化能力，能强化肾脏功能；第二，黑色食物含有更多膳食纤维，能刺激肠道蠕动，有利于排毒；第三，黑色食物含有更多维生素、蛋白质、铁、锌、硒等微量元素和营养物质，能为肾脏提供足够营养，滋补肾脏。所以，多吃黑色食物有利于养肾护肾。日常饮食中常见黑色食物主要有黑木耳、黑枣、桑葚、黑芝麻、黑米、黑豆、海参、乌鸡等。

一、黑木耳

黑木耳性平，味甘，对治疗食欲不振、

肾气不足有作用。西医认为黑木耳中含有丰富的蛋白质、脂肪、微量元素等营养物质，食用对健康有益。中医则认为黑木耳能清肺益气、活血益胃、润燥补肾，对治疗崩中漏下、痔疮出血、体虚多病等症状有效。

二、黑枣

黑枣性平，味甘，被誉为"营养仓库"，食用有养胃健脾、补气生津、补血壮阳、养心安神、美容养颜的作用。《药品化义》记载黑枣"助阴补血，入肝走肾，主治虚劳，善滋二便，凡补肝肾药中，俱宜为佐使"，是说黑枣除了补肝血肾精，还帮忙通畅二便。黑枣能够补充人体内的元气，是补肝养肾、滋阴降火的食物，适量吃黑枣，对补肾壮阳有利，而且黑枣对防治骨质疏松、贫血等病症，也有功效。

三、桑葚

桑葚味甘、酸，性微寒，能滋补肝肾、养肾生精、补血养颜、滋阴养气。桑树的果实就是桑葚，桑葚做成干果可以入药，中药调配中经常将桑葚与何首乌、女贞子配合服用，具有防治腰膝酸软、须发早白的功效。经常吃桑葚，能益肾固精、乌发明目，改善因为肝肾亏虚而导致的失眠多梦、头晕目眩、耳鸣、便秘等症状。

四、黑芝麻

黑芝麻味甘、性平，有滋养五脏、补精益血、补中益气、强健筋骨、润肠降燥等作用。黑芝麻因含丰富脂肪、蛋白质、糖类、膳食纤维、维生素、镁、锌等微量元素，所以被认为具有较高营养价值，在中药和日常饮食中都较为常见。

《本草新编》记载黑芝麻"补肝肾、养五脏、乌须发、润肠燥"，可见，中医认为黑芝麻可补益肝肾、滋养气血，具有乌发润颜、抗衰老的功效，适合身体虚弱、须发早白、少血无力的人食用。西医研究则认为黑芝麻有降低胆固醇的功效，对防治血管硬化、高血压等病症有帮助。

五、黑米

黑米性平，味甘，营养丰富，有暖胃养肝、滋阴补肾、开胃益中、明目活血、乌发养颜等功效。营养学研究中发现黑米中含有较丰富的铁、锌等元素，具有补血功效。所以，民间又将黑米称为"药米""长寿米"。日常经常吃黑米，对缓解头晕耳鸣、腰膝酸软、肾虚水肿等症状有帮助，且黑米滋补开胃，还能治疗食欲不振症状。

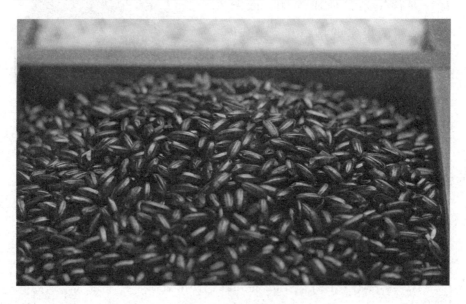

养肾最宜吃的8种食物

肾主藏精，肾精是气血转换而来，人的气血则来自饮食的营养和滋润。只有饮食健康得当，脾胃才能顺利生成和运化气血，肾脏有精可藏，人每天的生命活动才有足够的能量，周身血脉才能被阳气推动而运转。由此可见，养肾补肾，吃对食物是关键，以下8种食物最宜养肾食用，可达到食疗补肾的功效。

一、黑芝麻

《本草经书》曾记载："芝麻味平，不寒不热，肝肾之谷也好。"黑芝麻不但能补肝补肾，还能滋润五脏，对腰腿虚弱、头晕耳鸣、头发枯黄、头发早白、大便干燥等病症都有治疗作用，肾虚且有以上症状的人群，最适宜食用黑芝麻。

二、板栗

板栗性温，味甘，自古就被认为是滋补佳品。板栗味道香甜，且含有丰富的脂肪、钙、磷、铁和维生素B、维生素C、胡萝卜素等多种维生素。秋冬季节食用板栗，有补肾功效，肾脏虚弱和患有腿寒症状的人，最适合食用。但需注意，板栗不易消化，一天吃六七个就够了，不宜多吃。

三、狗肉

中医对狗肉的滋补作用大为肯定，如《日华子本草》认为，狗肉"补胃气、壮阳、温腰膝、补虚劳动、益气功"。《医林纂要》中还说，狗肉"补肺气，固肾气。"尤其对于肾阳虚的人，狗肉能够养肾补虚，除了补气之外，在温补肾阳方面也有显著功效。所以狗肉更适合肾阳虚、腰膝乏力或寒痛的人群食用。

四、干贝

干贝，即扇贝的干制品，也称江峰柱，性平，味甜、咸，具有补肾滋阴、调中下气、利五脏的功效，适合肾阴虚症状的人食用。西医研究认为，日常食用干贝，能软

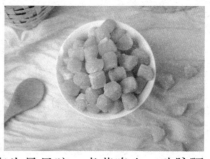

化血管、降低胆固醇、降低血压，有头晕目眩、虚劳咯血、动脉硬化、脾胃虚弱等症状的人，都可以食用干贝。

五、鲈鱼

鲈鱼，性平，味甘、甜，有补脾胃、补肝肾、滋补肌肉和骨骼的作用。《本草经》中有记载："鲈鱼，味甘轻气平，脾胃适宜。"《本草经疏》上说："肾主骨，肝主筋，滋味属阴，总归于脏，益二脏之阴气，故能益筋骨。脾胃有病，则五脏无所滋养，而积渐流于

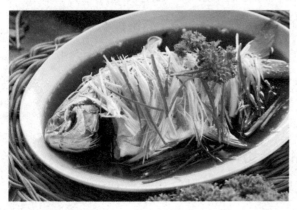

虚弱，脾弱则水气泛滥，益脾胃则诸证自除矣。"认为鲈鱼益于脏腑的阴气，对肌肉和骨骼有益。有肝肾阴虚、脾虚胃虚的人可以适量多吃鲈鱼。

六、桑葚

桑葚又称桑果，性寒，味甘，具有补肝肾、滋阴养气的功效。《滇南本草》云："桑椹益肾脏而固精，久服黑发明目。"可见，食用桑葚可以固精，还有助于保持须乌黑、眼睛明亮。肾虚阳气不足的人可以多吃桑葚。

七、花豆、豇豆

花豆，因其形状如人体肾脏、全身布满红色经络花纹而得名肾豆，民间俗称"雀蛋豆"。

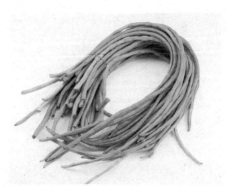

《本草纲目》记载："肾豆益气，肾健康，精生。"豇豆，又称米豆、长豆，性平，味甘、甜，有补肾和强脾的功效，适合脾虚肾虚的人食用。补肾食用花豆、豇豆，正是对症。我们常说的长豆角一般指豇豆。如《本草纲目》记载："豇豆补肾健胃，生精髓。昔卢廉夫教人补肾气，每日空心煮豇豆，入少盐食之。"《四川中药志》也记载，豇豆有"滋阴补，强脾健胃，治白带、白浊肾虚"这些功效，所以，如果身体有肾虚口渴、遗精、白浊、白带量多、尿频等症状，日常可以多吃一些花豆或豇豆。

八、山药

山药性平，味甘，质厚，归脾、肺、肾三经，是传统中草药成分，有益气健脾、益肾固精、收敛的功效。常吃山药能缓解肾脏压力，还能滋补脾胃，体虚肾虚且有腹泻症状的患者最适合吃山药。一般食用山药时，可以切成片状或块状，煮粥、煲汤、蒸熟食用均可。